아름답게 나이 드는 법

예쁜
서른,
섹시한
마흔

예쁜 서른, 섹시한 마흔

아름답게 나이 드는 법

피현정 지음

21세기북스

Contents

2 아우라를 만드는 동안 메이크업

³스타일 에이징

4 최고의 스타일링은 몸매, 바디라인

아름답게 나이 들기 위한 원칙,
지금 나와 마주하기

"내가 가장 아름답다고 느끼는 순간은 바로 지금이에요.
20대에는 무엇을 해도 예뻐 보였고, 30대에는 나를 빛나게 해준 가족이 있었어요.
그리고 40대의 나는 더 아름다워 보이기 위해 스스로 여유를 준비하죠." - 김희애 -

김희애씨의 말처럼 나 또한 나이가 들수록 아름다움에 자신이 생긴
다. 눈가 주름은 늘어가고 화장은 자꾸 들뜨고 몸의 탄력이 줄어 뭘 입
어도 옷맵시가 덜하고…. 이런 노화의 증상은 늘어가는데, 이상하게
도 나의 거울은 '백설공주의 마법 거울'처럼 "네가 세상에서 제일 예
뻐"라고 말하고 있다. 물론 지금의 내가 20년 전보다 더 예뻐졌을 리
는 없겠지만, 내가 인터뷰를 위해 만났던 아름다운 스타들과 유명 인
사들은 한결같이 나와 같은 이야기를 한다. 올해로 내 나이 딱 마흔이

되었고, 소위 말하는 '쭉쭉빵빵'도 아니고 조각 미인도 아니지만 나는 지금의 내가 좋다. 돌이켜보면 외모와 나 자신에 대한 불만으로 가득 차있던 시절은 20대 때였다. 가장 날씬했고 피부도 탄력 있었고 주름도 훨씬 적었던 그때, 나는 살과의 전쟁, 옷과의 전쟁, 화장품과의 전쟁을 매일같이 하고 있었다. 45kg을 넘은 적이 없건만, 튼실한 허벅지, 땅땅한 장딴지, 통통한 팔뚝, 평면적인 이목구비를 늘 끊임없이 비판하고 미워했다. 이상한 나라의 앨리스가 되었던 건지, 이 세상에 살고 있는 나라는 존재의 외모에서 마음에 드는 구석이라곤 도무지 찾아볼 수가 없었다.

어느 날 신문 칼럼을 쓰기 위해 인터뷰 내용을 정리하던 중, 나는 김희애 씨의 중요한 뷰티 시크릿을 알게 되었다. 그것은 고가의 화장품도, 타고난 외모도, 수술도 아니었다. 30대와 40대에 그녀가 선택한 아름다움의 비결은 가족과 여유였다. 아름답게 나이 들기를 제대로 실천하기 위해선 무언가를 선택해야 한다. 한 가지를 선택한다는 것은 또한 다른 것을 포기한다는 말과도 같다. 그래야 집중할 수 있기 때문이다. 집중이 없는 포기는 아무런 효력도 발휘하지 못한다. 그녀는 한창 잘나가던 톱스타 시절, 일보다 가족과 함께하는 시간을 택했다. 동시에 여배우로서의 화려한 일상은 포기했다. 가족과 함께했던

30대는 그녀에게 유연한 아름다움을 가져다주었다. 그리고 다시 정상에 오른 40대의 김희애는 그녀가 선택한 유연함에 노력을 집중 투자하여 빛나는 아름다움을 갖게 되었다.

나이가 들면 여러 가지로 뒤처진다. 기억력이 떨어지는 것은 물론 주름이 늘어나고 살이 찌면서 축 처지고 체력도 바닥나게 된다. 덜 먹어도 살이 안 빠지고 운동을 해도 탄력이 잘 붙지 않는다. 따라서 나이가 들면 욕심을 버려야 한다. 좋다는 화장품도 다 써보고 보톡스도 맞고 성형수술로 주름도 없앤다, 운동으로 탄력과 25인치 허리를 유지하고 다리도 길고 스타일도 완벽하다, 그런데 집안도 깨끗하고 아이도 잘 키우고 회사에서 능력까지 인정받아 돈도 잘 번다?

20~30대 초반까지는 이 모든 것들을 조금씩 잘하면서도 버텨낼 수 있었지만 30대 중반, 40대에 접어들면 얘기가 달라진다. 여러 가지를 동시에 하다 보면 죽도 밥도 안 되는 결과가 나온다. 내가 가장 잘할 수 있고 나에게 가장 효과적인 한두 가지 방법을 찾아야 한다. 그리고 계획을 세우고 그것을 행동으로 옮겨야 성공할 수 있다.

또한 나이 들면서 마음의 여유를 갖지 못하면 소위 '마네킹 미인'이 되기 쉽다. 얼굴도 예쁘고 날씬하고 옷도 잘 입는 것 같은데 도무지 매력이라고는 찾아보기 어려운 외모. 바로 백화점에 전시되어 있는 생명력 없는 마네킹의 외모를 닮는 것이다. 아름답게 나이 든다는 것은 20대 때처럼 완벽한 마네킹 같은 외모를 추구하는 것이 아니다. 김희애 씨처럼 나이 들었어도 표정과 애티튜드가 우아하고 생기 넘치는 외모야말로 진정한 아름다움이라 할 수 있다. 말하는 내용을 경청하게 만들고 어떤 옷을 입어도 몸과 잘 어우러져서 보는 이들로 하여금 편안함을 느끼게 하는 그런 것. 아름답게 나이 든다는 것은 여유로움이다.

여유가 느껴지기 위해선 무엇인가 선택을 해야 한다. 언제 선택하고 포기하느냐에 따라 웰에이징(well-aging)의 나이가 결정된다. 30대에 선택을 하면 30대의 젊음이, 40대에 선택을 하면 40대의 젊음이 오래 유지된다. 물론 선택과 집중의 결과는 10년쯤 지나야 뚜렷이 알 수 있다. 30대 후반에 맞기 시작한 보톡스가 40대 후반이나 50대에 맞기 시작한 보톡스보다 결과적으로는 효과가 좋다는 것과 비슷한 원리다. 누구나 의지만 있다면 50, 60세가 되어도 아름답게 빛날 수 있다.

김정선 이사처럼 자신의 시그니처 스타일에 집중하는 것도 하나의 방법이다. 자신에게 어울리는 블랙 컬러를 가장 멋지게 입기 위해 소재, 디자인, 액세서리까지 신경 쓴다. 그녀는 어떻게 하면 나이에 어울리면서 트렌디하고 편안할까를 늘 고민한다고 한다. 견미리 씨 역시 타고난 피부든 젊음이든 부지런하지 않으면 유지할 수 없다고 말한다. 자신에게 신경을 써야 나이에 비해 젊어 보인다는 얘기를 듣는데, 아이를 키우면서 자신에게 신경 쓴다는 게 쉬운 일은 아니다. 그러므로 시간을 잘 쪼개 써야 젊어질 수 있다. 본업인 연기 외에 미용실을 운영하고, 아이 셋을 키우며 늘 바쁘지만, 시간을 쪼개 부지런히 여러 가지 일을 해내는 상황을 즐긴다고 한다. 술을 못 마시는 편은 아니었지만, 나이 들면서 남들 하는 거 다 하면 피부를 유지할 수 없다고 생각해 이젠 삼간다고 한다.

아름다움을 위해 무엇을 선택할 것인가? 선택을 한 후에는 집중해야 한다. 아름다워지기 위해 선택한 방법에 최선을 다한다. 바쁜 시간을 쪼개고 힘들어도 견뎌내고 지치지 않도록 마인드 컨트롤을 해야 한다. 피부에 신경 쓰지 않고서는 좋은 피부를 가질 수 없다. 화장하는 법, 옷 입는 법에 관심을 갖고 계속 시도하고, 모험하고, 실패해보지 않고서는 스타일리시해질 수가 없다. 시간과 돈과 노력을 투자해야 결과를 얻을 수 있다. 자신감도 생기고 활력도 생긴다.

미국의 트렌드 전문가 페이스 팝콘은 자신의 저서 〈미래생활사전〉에서 '코스메틱 언더클래스'라는 말을 사용하여 큰 파장을 일으켰다. 코스메틱 언더클래스란 성형이나 뷰티 케어를 할 경제적 여유가 없어서 실제 나이만큼의 외모로 살아가야 하는 '하위계층'을 뜻한다. 이 무서운 단어는 언뜻 냉정한 것 같아 고개를 끄덕이고 싶지 않겠지만 잠시 곰곰이 생각해보면 정말 맞는 말이다. 어떤 옷을 입었느냐, 어느 브랜드의 가방을 들었느냐가 '있어 보이는' 기준이 되는 시대는 지났다. 구두나 옷은 돈만 있으면 언제고 '지를' 수 있지만 '있어 보이는' 외모는 지속적으로 투자해야 가능한 일이기 때문이다.

코스메틱 언더클래스란 말에는 분명히 '계급적 차별화'의 의미가 담겨 있다. 중요한 건 어퍼클래스(upper class)와 언더클래스(under class)를 나누는 기준이 단지 돈이 아니라는 것. 아무리 많은 돈을 쌓아두고 있어도 어떻게 아름다움에 투자하느냐에 따라 인생이 역전될 수도, 아니면 언더클래스에 머물 수도 있다. 돈이 많다고 해서 무조건 동안인 외모를 가질 수 있는 것은 아니기에, 이제 내가 가진 시간과 노력을 어디에 집중하느냐가 아름답게 나이 들기 위한 방법의 키 포인트다. 단, 그 열쇠는 바로 나만이 열 수 있는 것이다.

아름답게 나이듦에 대하여

"제 얼굴 가운데 얼굴형이 가장 마음에 들어요. 날카롭지도, 둔해 보이지도 않잖아요."
사람의 얼굴을 볼 때 가장 노화가 크게 느껴지는 부분이 바로 얼굴선. 눈가 주름으로 처지는
광대 라인, 입가의 팔자주름과 함께 늘어지는 턱 선은 얼굴에 흐르는 10년의 시간을 좌우한다.
그래서 그녀는 어떤 일을 하든 조금 더 너그럽게 한번 더 생각하는 여유를 갖고 늘 미소 짓는
입가를 유지하려고 노력하며, 특별히 피부 리프팅 케어에 신경 쓰고 있다. - 김희애 (배우) -

주위 사람들이 늘 '동안'을 유지하는 방법을 묻곤 한다. 사실 시간이 흐르면서 난 더 젊어지고
어려지는 것 같다. 헤어스타일, 옷 입기, 화장법. 보다 더 나아지려고 늘 신경쓰는 게 이유겠지
만 그보다 중요한 건 '가슴이 뜨거운 20대'들과 함께 일하는 것이다. 새로운 화제, 유머, 얼리어
답터의 끼가 발산되는 그들에게 얻는 에너지가 내 피부를, 표정을 어려 보이게 만든다.
- 박수경 (아모레퍼시픽 상무) -

스무 살이 인생의 제일 아름다운 정점이라고 생각하지 않아요. 꾸준히 나를 사랑하고 관리하
면 나이가 들어서도 자신의 아름다움에 자신감을 가질 수 있죠. 시간을 되돌릴 수는 없지만 나
이 드는 것은 피할 수 있기에 더욱 열심히 가꾸고 노력해서 자신의 모습에 책임을 질 수 있어야
해요. 나이가 들어가니 늘어가는 주름과 살이 신경 쓰이죠. 성형의 유혹이 없었던 건 아니지만
흐트러지고 주름진 내 모습도 그대로 보여주고 싶었어요. - 김성령 (배우) -

"대부분 블랙이다 보니 그에 어울리는 선이 굵은 목걸이나 신발, 가방으로 스타일 포인트를 주
는 편이에요." 신발도 블랙을 돋보이게 하는 컬러풀한 디자인으로 50~60켤레를 가지고 있다
고. "유행하는 신발은 모두 신어보는 편이고 가끔 직원들끼리 벼룩시장을 해서 바꾸어 신기도

하죠." 블랙 의상을 시크하게 연출하는 법은? "블랙은 라인이 가장 중요해요. 그 다음이 텍스처, 디자인 순이죠." 블랙의 특성상 디테일이 잘 보이지 않기 때문에 전체적인 라인을 보고 옷을 선택하면 완벽한 블랙 시크 룩이 완성된다고. - 김정선 (MAC 이사) -

아무리 비싼 명품을 걸쳐도, 막 디스플레이된 신상품으로 쫙 빼입어도 애티튜드가 엉망이면 전혀 매력적이지 않다. 애티튜드는 키나 외모와 상관없이 그 사람에게서 묻어나는 태도, 이미지, 곧 스타일을 의미한다. "만약 제가 100만 원으로 쇼핑한다면 옷을 사는 데 10만 원을 쓰고, 나머지로는 볼드한 에르메스 팔찌를 구입하겠어요." 잡지에서 설명하는 정해진 스타일 공식대로 입는다면 '애티튜드'를 갖춘 여자가 될 수 없다. 무엇보다 자신의 스타일을 찾고자 하는 열정, 시간, 노력이 가장 중요한 것이다. 참조는 하되 나 자신의 체형, 다리 모양, 취향을 고려해 다양한 시도를 해보고 거기서 나만의 스타일을 찾는 것이 중요하다.
- 최정인 (구두 디자이너) -

〈피현정의 스타일톡톡〉 한국경제신문 발췌

동안은 타고났지만, 이젠 곱게 나이 들고 싶다는 생각을 한다. 사람에게 가장 중요한 건 가정이고 아이들과 잘 어울리며 좋은 가족을 이루는 게 세상에서 제일 값진 일이라고 생각한다. 어린이 프로그램을 만 7년 동안 진행한 게 저마다 개성이 다른 아이들을 키우는 데 큰 도움이 됐다. 아이들에게는 늘 주는 것보다 얻는 게 더 많다. 나이에 비해 늙지 않았다면 그건 전적으로 나와 재미있는 시간을 보내는 아이들 덕분. - 이연경 (MC), 조선일보 -

젊었을 때는 늘 체중과 싸워야 했어요. 촬영 때마다 감량해야 했기 때문에 헬스클럽에 다니는 것은 물론 혹독한 식이조절을 해야 했죠. 아무리 배가 고파도 먹어서는 안 된다는, 그래야만 살아남을 수 있다는 그 엄청난 스트레스를 견디면서요. 다행스럽게도 어느 순간부터 이런 오래된 악습관을 끊어야 한다는 것을 깨달았죠. 그 덕분에 체중도 안정되었고 스트레스도 받지 않게 되었어요. 헬스클럽에서 이를 악물고 몇 시간씩 운동을 하며 땀을 흘리는 것보다 강아지들과 긴 시간 함께하는 산책이나 필라테스, 요가처럼 자신을 돌아볼 수 있는 시간을 더 좋아하게 되었죠. - 데미 무어 (배우), 엘르 -

Chapter. 1
피부가 나이를 말한다

make
me
feel
so young

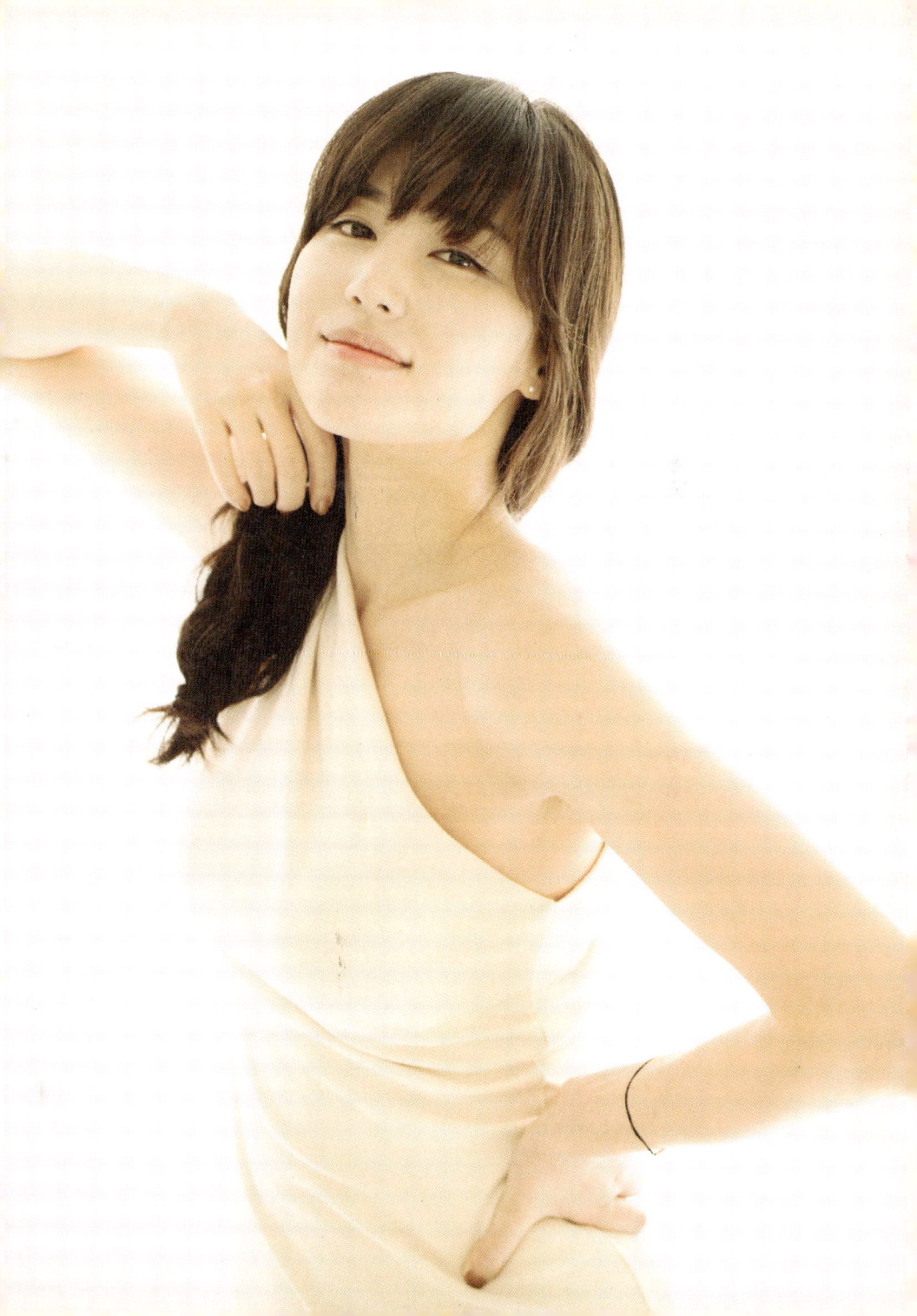

1

skin care

노화의 원인과 증상, 지금은 '동안 시대'

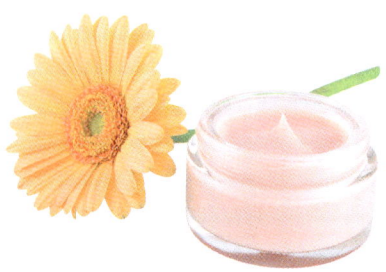

01
노화의
원인

　노화(老化, aging), 나이든다는 것은 신체적, 정신적 2가지 의미가 있겠지만, 일단 우리가 눈으로 확인할 수 있는 신체적 원인으로 다음 3가지를 들 수 있다. 단순히 '어려 보이는 동안'이 아닌 '아름답게 나이를 다스리는 동안'을 위해 먼저 나이드는 원인을 알아보자.

환경적 원인

　+ 자외선, 습관, 표정 주름 》 자외선은 자연 노화를 가속화시킨다. 노화가 진행되면 피부의 각질층이 얇아지고 자외선 차단 기능을 하는 피지 분비도 줄어든다. 때문에 자외선이 피부 세포를 자극하면 피부를 보호하는 세포막이 치명적인 손상을 입는다.

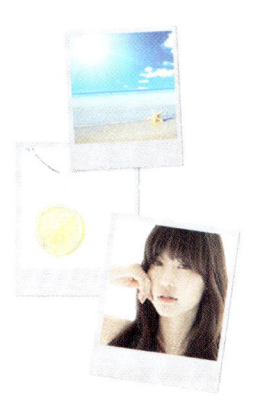

시간적·물리적 원인

+ 세포 재생이 늦어짐 》 자연의 순리에 따른 자연 노화 현상. 피부 세포가 신진대사 과정 중 유해 산소를 만들고 이것이 세포막에 있는 지질층을 공격하면 지질층이 산화되어 노화가 일어나는 것. 피부를 보호하는 세포막이 손상되면 각질층이 두꺼워지고 그만큼 얇아진 진피층의 탄력 섬유가 적어지면서 피부에 주름이 생긴다. 게다가 나이가 들수록 콜라겐의 양이 적어져 콜라겐을 합성하는 섬유세포의 활동력도 떨어진다.

유전적 원인

+ 타고난 피부 》 엄마의 얼굴을 보면 내 얼굴이 보인다. 이 말은 타고난 피부를 말하는 것으로, 엄마가 어떤 피부 타입이고 어떤 부분이 빨리 시들었는지 안다면 내 피부도 미리 취약점을 예방, 보완할 수 있다는 얘기다. 예쁜 엄마가 예쁜 아이를 낳아 예쁘게 키울 확률이 높은 것이다.

유전적 원인과 시간적 원인은 사실 인간의 힘으론 막을 수가 없다. 최근 줄기세포 관련 기술을 적용한 화장품이나 유전자 연구를 통해 세포 노화를 막아준다는 화장품, 시간생물학, 피부생리학, 유전학을 연구해 만든 화장품 등 이해하기도 어려운 최첨단 기술을 동원한 고가의 안티에이징 화장품들이 쏟아져 나오지만, 사실 근본적인 자연의 흐름을 완전히 되돌릴 수는 없는 일이다.

신의 영역인 이 두 부분은 뒤로 하고 우리가 알고 실천할 수 있는 노화의 환경적 원인에 보다 중점을 두고 알아야 할 필요가 있다. 옆집 엄마가 나보다 더 어려 보이는 이유는 바로 이런 환경으로 인해 나이 드는 원인을 차단했기 때문이다. 피부를 팽팽하게 만들어주는 소중한 우리의 자산, 피부 세포를 힘들게 하지 않기 위해 해야 할 일은 우선 내 피부 나이와 피부 타입을 파악하고 뷰티 습관을 고치는 일이다. 물론 화장품의 사용도 중요하다. 비용과 시간은 줄이면서 효과적인 안티에이징 스킨케어를 하기 위한 방법을 알아보자.

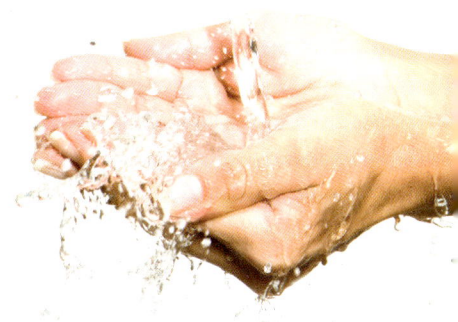

02
나이대별
피부의 특징

20대, 보이진 않지만 늙기 시작하는 시기

이 나이의 관심사는 대부분 스킨케어보단 메이크업일 것이다. 주름이나 건조, 탄력 등에는 아직 초보적 관심이 있을 뿐이다. 건강하고 활동적인 세포 활동으로 피부색은 연한 핑크빛에 잡티도 보이지 않고 모공도 눈에 띄지 않는다. 가장 큰 피부 고민이 있다면 여드름이나 뾰루지 등의 트러블이 생겨 피부가 지저분해 보이는 것. 건조함을 느끼더라도 볼이나 얼굴 옆쪽 등 부분적으로 약하게 느낀다. 세안 후라든가 환절기, 건조한 실내 등 특정한 상황일 때에 '건조하다'고 느끼는 것이다. 건강한 20대 피부는 2~3주마다 세포의 재생이 이루어지는 데 반해 30~40대가 되면 8~9주로 점차 느려진다. 20대 초반 상승곡선을 그리던 피부 활동도 25세~29세 사이에 하강 곡선을 그리며 노화를 경험하기 시작한다. 특별히 눈에 띄지 않더라도 피부 내부에서부터 단단한 피부 구조가 허물어지기 시작하는 시기. 무언가 급하고 강하게 관리할 필요는 없지만, 매일 하는 스킨케어로 피부의 본바탕을 탄탄히 쌓는 게 중요한 시기다.

20대 시절 나는 건조하지만 얇고 투명한 '이영애 피부'를 축복받은 피부로 꼽은 적이 있다. 여드름이나 트러블 자국이라고는 찾아볼 수 없는 유리처럼 하얀 그녀의 피부는 좀 매트해 보이긴 했지만 그래서 더 깨끗한 느낌을 주었다. 건성피부라 생각했던 나 역시, 건조한 것쯤이야 여드름 자국으로 지저분한 것보다 훨씬 낫다고 생각했다. 하지만 자만할 일이 아니었다. 30대, 특히 35세 이후가 되면서 건조함은 악의 축이 되었다. 피부 당김 현상은 잔주름을 만들었고 이것이 거칠고 생기 없는 피부결로 이어졌다. 게다가 볼살이 빠지면서 정말 나이가 든다는 것을 실감하게 됐다. 지복합성피부보다 건성피부가 건조함이나 잔주름에 더 불리할 수 있다는 것.

"30대 여성의 65%는 잔주름과 피부 칙칙함을 동시에 고민한다.

3, 40대 여성의 82%는 한번 생긴 주름은 어쩔 수 없다고 생각한다.

30대 여성의 80%는 미백을 위해 화장품을 이것저것 바꿔봤다."

이 내용은 아이오페가 한국 여성 피부에 대한 보고서인 '스킨 리포트'를 통해 발표한 내용이다. 이 설문조사에 의하면 30대 여성의 가장 큰 고민은 잔주름과 칙칙한 피부임을 알 수 있다. 30대는 모든 노화의 증상이 나타나는 시기다. 부분적으로 느끼던 건조함을 얼굴 전체적으로 느끼게 된다. 게다가 따끔거리거나 조이는 현상을 경험하게 된다. 결국

30대의 노화는 건조함이라는 악의 축에서 시작된다는 말이다. 30대에 들어서 피부의 사막화를 경험하게 되는 이유는 출산으로 의한 호르몬의 변화와 스트레스, 관리 소홀로 인한 변화, 그리고 나이가 들면서 떨어지는 회복력 때문이다. 이러한 건조 현상은 노화로 가는 길을 연다.

40대 이후, 피부 나이를 거꾸로 돌려야 하는 시기

"30대 초반 같으세요"

이런 말을 자주 듣는, 5살이 아니라 10살은 거뜬히 어려 보이는 40대가 늘어나고 있다. 육아와 살림에 지쳐 뷰티 정보나 습관에 둔감했던 40대들은 줄어들고, 이제는 어려 보이기 위한 동안 열풍이 그녀들을 위한 트렌드다. 자세한 상담과 경험을 중시하는 40대 여성들은 안티에이징 화장품의 최고의 소비자이자 막강한 입소문의 주인공이기도 하다.

40대가 넘으면 건조함이나 잔주름에서 발전하여 주름, 탄력 저하, 기미 등의 현상이 뚜렷해진다. 잔주름은 깊은 주름으로 변하고 팔자주름이나 표정 주름, 눈 밑 처짐, 턱 선의 무너짐 등 화장품으로 해결하기 어려운 단계까지 발전하는 것이다. 특히 처진 피부를 쭉 들어 올려준다는 '리프팅'은 40대가 가장 관심 있어 하는 것이다. 눈꺼풀에서 턱 라인까지 이어지는 부위는 피부세포를 지지해 주는 섬유가 적기 때문에 특히 처지는 정도가 심해지는데, 40대가 되면 확연하게 드러나기 시작한다. 그래서 화장품도 처진 피부를 들어올려 고정시키고 위치를 다시 잡아주는 기술(리포지셔닝, repositioning)을 적용시킨 제품이 인기를 끌고 있다.

03
실제 나이와
피부 나이는 다르다

언젠가 나는 피부 나이에 대한 흥미로운 연구를 발표한 화장품 론칭 행사장에 초대되어 다녀왔다. 평소 가장 아름답게 나이 든 배우라고 생각했던 김희애 씨가 모델로 나와 실제 피부 나이를 알 수 있는 '티핑 포인트'에 대한 토크가 진행되었다. 티핑 포인트란 복합적인 노화 현상이 나타나는 때, 즉 피부 변화의 전환점을 말한다. 처음엔 변화가 크지 않았던 노화 증상이 쌓이고 쌓여 어느 순간에 도달하면 다양한 형태의 노화가 표면에 나타나게 된다. 이 시점이 언제냐에 따라, 그리고 이 시점에 변화를 얼마나 겪느냐에 따라 평생 아름다움을 지속할 수 있느냐의 여부를 결정지을 수 있다고 한다.

돌이켜보면 나의 티핑 포인트는 36세 무렵이었던 것 같다. 세안 후 급작스럽게 건조함이 느껴지고 눈가, 입가의 주름은 물론 광대뼈가 도드라지고, 얼굴을 길어 보이게 만드는 볼살, 턱살 처짐이 눈에 보일 정도가 된 것이다. 어느 날은 아침에 자고 일어나 생긴 베개 자국이 오전 내내 지워지지 않은 적도 있었다. 그런데 이 티핑 포인트라는 것이 비단 피부에만 국한되는 건 아닌 것 같다. 하루하루 지날수록 쉽게, 오래 피곤함을 느끼고, 술을 마시거나 격렬한 운동을 하고 난 후 컨디션 회복 속도가 현저히 느려졌다.

그렇다면, 어떻게 이 시점을 늦출 수 있을까.

연구를 발표한 SK-II의 미야모토 박사는 "보통 티핑 포인트는 30대에 주로 나타나지만 반드시 그렇지만은 않아요. 스트레스 정도나 평소 관리 상태에 따라 개인차가 있기 때문이죠. 하지만 중요한 것은 누구나 티핑 포인트를 경험한다는 겁니다."라고 말한다. 피부의 건강함을 오래 유지시키는 힘을 키워야 한다는 말이다. 관리 여부에 따라 40세의 여성이 20대 아가씨 피부를 가질 수도, 50대 피부를 가질 수도 있다는 얘기. 물론 내적, 외적으로 다양한 관리 방법이 있다. 이 장에서는 '피부의 힘', 건강하게 노화를 받아들이는 스킨 파워를 기르기 위한 단계별 방법을 소개하고자 한다.

내 피부 나이는 몇 살일까?

+

자가 진단법 » 혼자서 정확한 피부 나이를 측정하긴 어렵지만 누구나 아주 쉽고 간단하게 체크할 수 있는 방법이 있다. 다음은 내가 자주 해보는 방법이다.

● 손거울을 준비한다. 바른 자세로 앉아 거울을 무릎에 놓고 고개를 90도 숙여 거울 속 내 얼굴을 바라본다. 반대로 거울을 머리 위로 들어올린 후 고개를 들어 거울 속 얼굴을 바라본다. 아래로 고개를 숙였을 때는 처진 볼살로 인해 얼굴 모양이 흐트러지고 주름이나 모공도 자세히 보일 것이다. 위쪽에 있는 거울을 쳐다보면 일명 얼짱 각도와 비슷해지는데, 날렵한 V라인의 얼굴형에 눈가 주름이나 팔자주름이 훨씬 덜해 보일 것이다. 거울에 비친 두 모습의 차이가 심하다면 노화가 많이 진행된 상태.

● 손가락으로 피부 탄력 체크하기. 손가락으로 볼을 1초 정도 눌렀다가 지그시 뗀다. 회복 속도가 빠를수록 피부 나이가 양호하다는 것을 알 수 있다.

● A4 용지나 책 한 권을 준비한다. 큰 거울 앞에서 얼굴을 이등분하여 한쪽씩 A4로 가리고 거울에 비친 얼굴을 점검한다. 눈가에 있는 주름의 정도, 양쪽 볼의 모공의 크기나 정도, 팔자 주름 등 양쪽이 같지 않고 어느 한쪽이 더 심하다면 피부 나이에 차이가 있는 것. 음식을 한쪽으로만 씹지는 않는지, 베개를 한쪽으로만 베거나 턱을 괴지 않는지, 한쪽 눈을 많이 비비거나 만지지는 않는지 등 생활 습관을 체크해볼 필요가 있다.

전문 진단법 » 백화점이나 로드숍 등 브랜드 화장품 매장 카운터나 피부과에서 전문적인 피부 나이를 체크해볼 수 있다. 그렇지만 아무래도 무료로 진단을 받기엔 눈치가 보일 수밖에 없을 듯. 이럴 땐 브랜드나 병원의 단골 고객(여기저기 '카운터 쇼핑(counter shopping)' 하는 것보다 한두 브랜드의 충성 고객이 되는 것이 장기적으로 볼 때 서비스나 비용 면에서 더 효과적이다)이 되거나 VIP인 친구와 동행하는 방법도 있다.

● SK-II의 스킨 파워 지수(SPQ) 측정 스킨 파워 지수란 개인이 가지고 있는 피부의 힘을 측정하는 기준을 말하는데, 뷰티 카운셀러가 스킨 파워 지수에 따라 피부가 필요로 하는 케어와 안티 에이징 케어 방법을 알려준다.

● 랑콤, 디올 피부 진단기 랑콤은 DIAGNOS, 디올은 DPBA라는 피부 진단기를 갖춰놓고 있다. 연령별, 계절별로 T-zone, U-zone 유분 측정, 수분 측정, 피부 탄력도 측정, 모공 측정, 주름 측정, 멜라닌 등의 진단 결과를 단 5~10분만에 얻을 수 있도록 했다.

● 크리니크 웹사이트의 피부 진단 테스트 자신의 피부 상태와 타입을 알아볼 수 있는 손쉬운 진단 테스트다. 홈페이지를 방문하여 질문에 해당되는 답변을 체크하면 된다.

● 로드숍 피부 진단기 스킨푸드, 아리따움 등 동네마다 자리잡고 있는 브랜드 화장품 전문점에도 수분, 색소 침착, 주름 정도를 체크해주는 피부 진단기를 갖춰놓은 곳이 있다.

● 전문 병원의 피부 진단기 피부 수분의 수치, 색소 침착의 정도, 주름의 정도 등 피부 노화 상태를 진단받을 수 있다. 눈가나 입가, 볼 등 부위별로 원하는 내용을 수치로 알아볼 수 있다.

skin care 2

명품 화장품 대신
명품 케어

"스킨을 바른 뒤엔 반드시 아스트린젠트를 발라

열린 모공을 닫아주세요." (1995년)

"AHA 성분이 함유된 에센스가 피부를

한층 맑고 젊어지게 해줄 것이다." (1998년)

"런치 타임 보톡스 1대로 주름 완전 해결!" (2002년)

내가 잡지 에디터였을 당시 원고 중에 사용했던 말들이다. 아아, 어쩌면 난 양심의 가책 한번 없이 이런 내용들을 브랜드로부터 자료만 받아서 쓸 수 있었단 말인가. 화장품에 대한 기사는 대부분 칭찬 일색이다. 광고와 연계되어 있기 때문에 부작용이나 주의할 점 등은 기사 내용에서 제외되기 쉽다. 우선 아스트린젠트는 사라졌다, 아니 필요 없는 존재다. 일본과 우리나라에만 존재했던 아스트린젠트의 잔재는 토너 사용 후 다시 하나의 제품을 더 바르게 하기 위한 마케팅용 ONE plus 아이템이었을 뿐, 청정, 수렴 효과는 스킨 로션만으로도 가능하다는 결론이다. 두 번째 AHA 성분 제품과 보톡스는 분명히 우리의 뷰티 케어에 매우 효과적인 성분이고 방법이긴 하지만 당시 긍정적인 부분만 강조했을 뿐 과오용으로 인한 부작용이 생길 수 있으므로 주의해야 한다는 언급은 거의 찾아볼 수 없었다.

대한민국 여성의 91.4%가 기초화장품 외의 화장품도 바르고 있다고 한다.(2004년 통계) 아침에 기초화장품 4.2개, 색조화장품 5.6개를

17분에 걸려 바르고(태평양 2006년 설문조사), 저녁에 클렌징 크림과 클렌징 폼 또는 각질제거제 등으로 세안한 뒤, 자는 사이에 효과가 있다는 나이트크림과 팩, 스팟 케어 제품을 바르고 잠자리에 든다. 우리 얼굴은 어느 사이엔가 24시간 화장품으로 뒤덮여 있다.

뷰티 디렉터로 있을 때까지 나 역시 10가지 이상의 서로 다른 화장품을 발라야 했다. 직업상 새로 나온 신제품을 받아 테스팅해야 하는 일도 있었지만 나 역시 광고에서 본 완벽한 모델의 피부, 럭셔리한 패키지와 브랜드의 이미지에 빠져 아무리 피곤해도 예뻐지기 위해 아침, 저녁으로 화장품만은 빼놓지 않고 발라댔던 것. 하지만 야근과 스트레스로 찌들었던 내 피부에는 화장품 과용 탓에 뾰루지만 잔뜩 생기고 말았다. 결국 브랜드로부터 알게 모르게 입력된 홍보용 정보에 나 역시 이끌려왔던 것이다. 이런 화장품의 남오용에 피부를 시달리게 하지 않고 지갑이 가벼워지는 일을 방지하려면 무엇보다 뷰티 상식에 대해서는 자신만의 객관성을 유지하는 게 중요하다.

01
모두가 20대처럼
보일 필요는 없다

내가 배우 장미희와 김희애를 가장 아름답게 나이 든 스타라고 꼽는 이유는 그녀들이 20대처럼 보이려고 애쓰지 않기 때문이다. 40대, 50대에 맞는 피부와 스타일, 애티튜드를 가지고 있기에 단순히 '어려 보인다'를 넘어 '아름다워 보인다'고 말할 수 있다. 주름을 펴고 필러로 꺼진 곳을 채워 넣어야 반드시 아름다운 피부를 갖게 되는 건 아니다. 자신의 나이에 맞되 건강하고 매력적인 피부와 외모를 가져야 명품 피부의 주인공이 될 수 있는 것이다.

따라서 30대 이후에는 기본적인 피부의 회복력을 높이면서 주름이 깊어지지 않도록 매일 화장품으로 관리를 하고, 피부 세포가 나이 들지 않도록 꾸준히 운동하고 좋은 식단을 짜야 하며 담배와 술, 스트레스, 불면증 등의 생활 습관을 정비해야 한다. 필요에 따라 의학기술의 힘을 빌려서 젊고 어린 피부를 만들 수도 있다. '아이에게 시달리고 남편의 쥐꼬리 월급으로 생활을 꾸려야 하고 직장까지 나가서 받아야 하는 스트레스는 어쩔 거냐?'라고 불만을 토로한다면, 답은 없다. 누구나 겪는 일이지만, 이런 문제를 잘 해결하는 사람은 따로 있기 마련이고, 언제나 가장 기본적인 것이 정답이지만, 지키는 사람이 있고 그렇지 못하는 사람이 있기 마련이기 때문이다. 모르면 알기 위해 노력해야 하고, 안다면 실천하도록 자신을 채찍질하는 것이 명품 피부를 만드는 유일한 방법이다.

● anti-aging
나이대별 안티에이징 케어

10대
베이직 스킨케어, 클렌징, 자외선 차단제

20대
모이스처라이저, 눈가 제품

30대
탄력, 보습, 미백

40대
30대+피부과 시술

02
노화 징후가
보이기 전에 시작한다

대부분 주름이 생긴 후에 혹은 주근깨가 눈에 띈 후에 그에 맞는 화장품을 찾게 된다. 아프기 전에 운동할 생각을 안 하는 것과 같이 우리는 눈에 보이는 것을 믿고 행동한다. 하지만 피부 나이에 관해선 다르게 생각해야 한다. 왜냐하면 피부가 나이 든다는 것은 피부 속에서 시작된 사인(sign)이 겉으로 드러나 보인다는 것이기 때문이다. 따라서 얼굴에 확연히 증상이 나타났다면 이미 늦은 셈이다. 하루라도 빨리 관리를 시작할수록 젊고 어린 피부를 오래 유지할 수 있다. 따라서 아름다운 피부를 오래 유지하려면 '예방'이 우선순위다.

그렇다면 40대, 50대인 사람들은 포기해야 할까? 답부터 말하자면, 그렇지 않다. 평균 수명이 75세에서 85세로 넘어가고 있는 지금, 당신이 40대라면 아직 인생의 반 정도밖에 살지 않았다. 50대라고 해도 아직 30년이라는 시간이 기다리고 있다. 즉, 지금 바로 시작하면 1살이라도 더 어려 보이는 얼굴을 만들기 쉽다는 얘기다. 일찍 관리를 시작할수록 노력도, 시간도, 돈도 절약된다. 초기 노화 때는 비교적 적은 돈으로 간단히 관리할 수 있지만 노화가 많이 진행된 후에 관리하려면 더 많은 시간과 돈이 들기 때문이다.

03
예방·탄력·완화의
3단계를 실천한다

피부 안티에이징의 핵심은 데일리 케어를 통한 꾸준한 관리다. 주름 관리를 위한 화장품의 효능은 예방(anti-aging), 탄력(firming), 완화(reduce, recovery)로 표현된다. 주름은 한번 생기면 지우개로 지우듯 쉽게 없어지지 않는다. 때문에 지금 당장 눈에 보이지 않더라도 주름이 생기기 전에 막아주는 예방 차원의 관리가 필수적이다.

연령별 주름 발생의 단계를 보자면, 20대에는 주로 눈가, 30대에는 입가와 미간, 40대에는 이마와 볼, 턱의 순서로 진행된다. 노화가 본격적으로 시작되는 25세 전후, 일단 잔주름이 생겨나는 시기를 늦추는 것이 안티에이징의 핵심. 이미 생긴 잔주름은 더 깊어지지 않도록 신경 쓰고, 주름 완화를 도와주는 제품을 사용해야 한다. 30대가 넘어서면 예방과 함께 '완화'에 더 목적을 두어야 한다. 특히 목과 눈가의 주름은 '여자의 나이테'라고 할 정도로 나이가 들수록 주름이 깊어지므로 30~40대일수록 눈가 주름이나 목 주름에 대한 집중 관리가 필요하다. 점점 깊어지는 주름을 완화하기 위해선 눈가, 팔자주름 등 부위별 집중 케어 제품, 피부과 관리를 도입한 홈케어 제품, 데이&나이트 리페어 제품을 나누어 사용하는 것이 효과적이다.

나이가 들면 자연스레 피부의 탄력이 떨어진다. 눈에 보이는 주름뿐 아니라 중력과 시간의 흐름으로 인한 얼굴 처짐을 막기 위해 탄력 라인 제품의 사용도 병행되어야 한다. 따라서 클렌저, 토너, 모이스처라이저 등 베이직 케어는 가볍게 사용하되, 대신 주름 완화 세럼, 아이 세럼, 탄력 크림, 나이트 케어 제품에는 투자를 하는 게 좋다.

04
브랜드의 광고에
현혹되지 말 것!

특정 화장품을 바른다고 해서 김희애, 김태희, 송혜교가 될 수 없다.

그녀들은 타고난 피부이거나 피부과 전문의에게 꾸준한 시술을 받고 에스테틱 정기권을 가지고 있는 등 전문적인 관리를 받고 있기에 나와 다른 좋은 피부를 유지할 수 있는 것이다. 또한 광고나 잡지에 나오는 모델의 클로즈업된 얼굴은 스튜디오에서 사용하는 전문 조명과 디지털 리터칭 기술에 의해 작아지고 닦아진 '완벽한 결과물'이다. 눈가의 주름이나 다크서클은 물론 여드름 자국, 심지어 피부색도 환하게 조절할 수 있다. 광고는 단지 그 브랜드가 소비자들에게 포지셔닝하고 싶은 '이미지나 필로소피'라고 생각하고 마음껏 감탄하고 즐기자.

또 한가지, '누가 써봤더니⋯' 하는 체험 마케팅 기사나 홈페이지 광고 내용을 무조건 맹신하지 말아야 한다. 정말 사용해 봐서 피부가 좋아진 경우도 있겠지만, 대부분 신제품 출시나 브랜드에서 밀고자 하는 제품의 효과를 광고하기 위해 돈을 들여 연예인이나 일반인들을 '모델'로 기용한 경우가 많다. 따라서 광고는 광고일 뿐 오해하지 말아야 한다. 주름이나 노화 화장품은 기초 제품에 비해 가격대가 고가인 경우가 많으므로 광고에서 설명하고 있는 효과와 설명, 성분, 제조사 등을 따져본 후 지갑을 열어야 할 것이다. 특히 광고나 애드버토리얼(기사식 광고), 에디토리얼(잡지사에서 광고비를 받고 제작해 준 기사)에서 '주름이 사라진다' 거나 '10살 어려진다'는 식의 과장된 효과를 강조하는 광고를 그대로 믿어선 안 된다.

05
화장품은
필요한 단계만 사용할 것!

미국의 화장품 컬럼니스트 폴라 비가운은 '클렌저, 자외선차단제, 유분 함유 AHA 및 BHA제품'을, 일본의 화장품연구자 오자와 다카하루 박사는 '천연 비누로 세안하고 비누의 알칼리를 안정시키는 산성 스킨이나 콜드크림, 배니싱 크림'을 사용하라고 말한다. 그들의 요점은 반드시 사용해야 할 몇 가지만 발라야 피부를 안정화시킬 수 있다는 것이다. 하나 더 바른다고 피부가 좋아지진 않는다는 이야기. 화장품 과용은 내성은 물론 피부 트러블과 주름도 유발 할 수 있으므로 꼭 필요한 몇 가지 단계만을 바르는 것이 좋다.

먼저 기본 베이직 케어는 토너-세럼-아이크림, 모이스처라이저, 데이(나이트)크림으로 정리하면 된다. 토너는 피부 청결과 정돈, 세럼은 주름이나 탄력 기능, 눈가 주름 케어로 아이 크림, 피부 유수분 밸런스를 맞춰주는 모이스처라이저, 그리고 SPF20이상의 데이크림과 탄력주름 관리 나이트 크림으로 충분하다. 여기에 스팟 케어가 필요하다면 화이트닝 에센스나 스팟 코렉터를 추가하면 된다. 모든 라인의 종류별 아이템을 사서 바를 필요는 없다. 오버 레이어링(over-layering)은 오히려 피부를 지치게 해서 트러블이 발생할 수도 있다.

앞에서도 말했듯 너무 많은 화장품을 덧바르는 오버 레이어링은 피해야 한다. 화장품 가운데 가장 중요한 것은 모이스처라이저다. 유수분 공급과 발란스를 맞춰주는 모이스처라이저만 발라도 보통 피부라면 크게 문제될 게 없다. 심하게 건조한 피부라면 여기에 세럼과 크림을 리치한 텍스처의 수분 공급이 강화된 제품을 선택해서 발라도 충분하다.

정해진 시간 안에 유효 성분이 흡수되므로 밤에 팩을 붙이고 잔다거나 바르고 자는 건 좋지 않다(특별히 개발된 팩 제품은 제외하고). 자는 동안 팩의 수분이 말라 피부에 자극을 줄 수도 있기 때문. 바르고 자도 되는 팩의 경우는 예외이다. 주로 10분~20분 정도가 가장 적절한 시간. 한번 사용한 팩을 내용물이 남아있다고 다시 사용하거나 다른 사람에게 사용하게끔 하는 것도 좋지 않다.

06
화장품 성분을
확인하고 살 것!

중금속 파문부터 석면까지, 지금 우리는 '화장품 성분 노이로제'에 시달리고 있다. 하지만 문제의 성분이 모든 화장품에 해당되는 것은 아닐

뿐 더러 피부의 트러블을 일으키는 성분은 개인에 따라 다르다. 나 역시도 언젠가 새로운 아이크림을 사용한 후 눈물이 멈추지 않은 적이 있다. 다른 제품으로 바꾸었지만 같은 문제가 발생했다. 나는 당장 두 제품을 놓고 성분 비교에 들어갔다. 그리고 문제가 없었던 기존의 제품과도 비교, 트러블을 일으킨 두 제품의 공통성분을 찾아낼 수 있었다. 화장품을 사용했을 때 트러블이 생긴다면 성분비교를 통해 맞지 않는 성분을 찾아볼 수 있다. 하지만 화학자도 아닌 우리가 모든 성분을 알 수는 없으니 화장품 유해물질에 대한 정보가 있는 전문 사이트를 참조해보자. 미국 환경그룹EWG(Environment Working Group)의 스킨딥 사이트(http://www.ewg.org/reports/skindeep2/)

07
수입명품 브랜드를
맹신하지 말 것!

백화점에 입점하려면 돈과 파워가 중요하다. 아무리 효과 좋은 화장품이라도 유통 회사가 파워가 약하거나 브랜드 인지도가 떨어지고 판매가 잘 일어나지 않으면 백화점에 발을 들여 놓을 수가 없다. 물론 그만큼 회사가 커졌다는 건 브랜드의 퀄리티를 인정받았다는 증거가 될 수도 있지만 100% 정비례하는 것은 아니다. 사기조작으로 밝혀진 뒤 갑자기 사라진 모 브랜드 역시 명품 수입 브랜드의 포지셔닝으로 백화점에 입점했으며, 잡지 기사로도 수없이 소개되었지 않은가. '수입이냐 국내 브랜드냐 또는 백화점이냐 홈쇼핑 판매 냐' 와 같은 기준이 좋은 화장품 쇼핑의 기준이 될 수는 없다.

08
즉각적인 효과를
기대하지 않는다

화장품이나 마사지, 생활 습관의 변화에 대해 얘기하고 있지만, 이 모든 것이 하루, 이틀, 한 달 안에 눈에 보이는 효과로 나타나기는 어렵다. 서서히 주름이 생기다가 어느 날 갑자기 나이가 들었다는 생각이 들듯, 피부 나이를 되돌리는 것도 마찬가지다. 한번 늙은 피부는 자연적으로 회복되기 어렵다. 따라서 피부 나이를 되돌리고 싶다면 모든 것이 복합적이고 동시에 이루어져야 효과를 볼 수 있다. 끈기와 노력 없이는 절대로 아름다워질 수 없다.

화장품은 지우개가 아니다. 화장품은 주름을 완벽하게 펴주거나 피부를 하얗게 만들어주지 않는다. 가격에 상관없이 이미 생긴 주름을 없애주는 지우개 화장품은 없다. 주름을 예방하고 완화시키는 화장품의 역할에 만족할 것.

노화 상태에 따라 맞춤 관리를 한다

피부 타입을 제대로 아는 것도 그렇지만 내 피부의 노화 정도를 파악하는 것도 중요하다. 앞에서 소개했던 자가 진단법과 전문적인 기계 진단법 외에도 스스로의 피부 상태에 대해 묻고 답해보는 셀프 문진법으로도 나의 노화 정도를 파악하고 그에 맞는 제품을 선택해 쓸 수 있다.

노화 상태에 따른 화장품 선택법

: 맞춤 안티에이징 처방전

피부가 나이 든다는 것을 체크할 수 있는 기준은 뭘까. 30대부터 확연히 나타나기

시작하는 노화의 사인을 주름과 탄력. 그리고 피부색의 3가지로 나누어 체크해 보자.

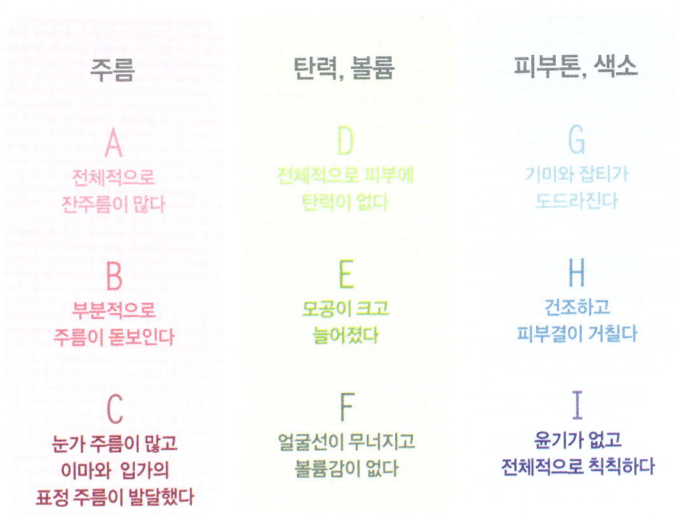

주름	탄력, 볼륨	피부톤, 색소
A	D	G
전체적으로 잔주름이 많다	전체적으로 피부에 탄력이 없다	기미와 잡티가 도드라진다
B	E	H
부분적으로 주름이 돋보인다	모공이 크고 늘어졌다	건조하고 피부결이 거칠다
C	F	I
눈가 주름이 많고 이마와 입가의 표정 주름이 발달했다	얼굴선이 무너지고 볼륨감이 없다	윤기가 없고 전체적으로 칙칙하다

A + D + H

건조하고 탄력이 떨어진 힘없는 피부

처방 : 건조함을 해결하고 피부 에너지를 보충할 수 있는 제품

B + F + I

노화가 전체적으로 많이 진행된 피부

처방 : 주름 전용 화장품과 나이트 케어 제품

A + E + G

부분 노화가 전반적으로 일어난 피부

처방 : 화이트닝과 탄력&미백 스팟 케어 제품

D + I

피부 회복력이 떨어진 피부

처방 : 건강한 피부로 회복시켜줄 브라이트닝 제품

C + E + G

습관에 의해 노화된 피부

처방 : 생활 습관 변화와 화이트닝&표정 주름 화장품

에이징 케어 화장품 쇼핑 파일

+

탄력과 에너지 »

1. 크리니크 리페어웨어 컨투어 포밍 포뮬러

표면을 긴장시켜 팽팽하게 만들어주어 얼굴 윤곽을 살려준다.

2. 클라란스 더블 세럼 제너레이션 6

보습과 재생. 그리고 회복력이 떨어진 피부에 에너지가

생기도록 도와준다.

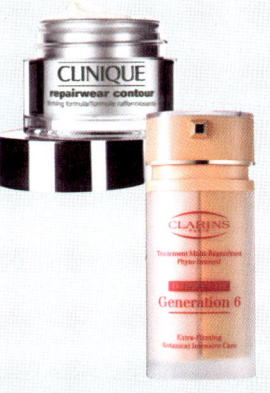

+

부분 주름 »

1. 크리니크 볼 어바웃 아이스 세럼 니-써핑 아이마사지

마사지 효과의 롤러볼이 미세 순환을 촉진시켜 눈가 처짐과 붓기를

제거하는데 도와준다.

2. 메리케이 타겟티드-액션 라인 리듀서

주름 부위에만 사용하는 필러 기능의 제품으로 눈. 팔자, 이마 등

유독 깊게 패이는 특정 주름을 집중 공략할 수 있다.

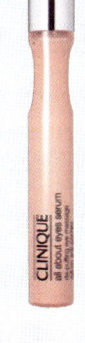

+

밤 전용 »

1. 에스티로더 어드밴스드 나이트 리페어 리커버리 콤플렉스

자극에 의해 발생되는 유해 산소를 중화시켜 피부를 보호하고 회복시켜

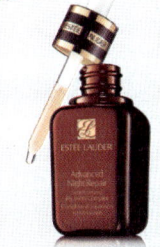

주는 에센스로 얼굴 전체의 탄력뿐 아니라 피부결과 톤을 개선시켜준다.

2. 아이오페 아이디얼 퍼펙트 루미너스 이펙터 +

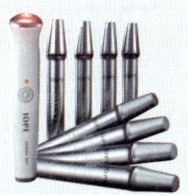

최근 트렌드가 되고 있는 홈케어 프로그램. I.P.L 홈케어 프로그램

컨셉으로 전문가의 손길을 집에서도 느낄 수 있으며, 화장품 성분의

전달 효과를 '업'시켜준다.

칙칙한 피부톤 개선 화장품

+

주름 개선 + 피부톤 개선 》

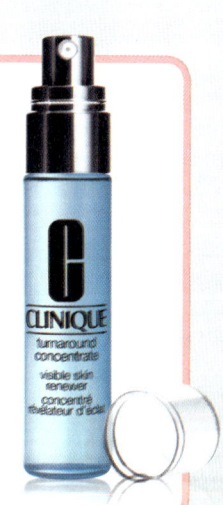

크리니크 턴어라운드 컨센트레이트 비저블 스킨 리뉴어

바르자마자 바로 스며드는 실크같은 텍스처가 매력적인 스킨

리뉴어 세럼. 뷰티 셀럽과 온라인에서 뜨거운 지지를 받고 있다.

피부 순환 주기의 활성을 도와 피부결이 화사하고 매끈해지며

잔주름 케어에도 도움이 되는 일명 '속살 에센스'.

3통 째 사용으로 매끄러운 피부결을 갖게 된 나의 강추 아이템이다.

게다가 예전보다 피부과에 가는 횟수를 줄여주어

내 지갑까지 두둑하게 만들어준 고마운 친구.

+

부분 집중 화이트닝 》

1. 시슬리 '휘또-블랑 클리어링 비타민 C 에센스'

고농축된 화이트닝 앰플.

2. SK-II '화이트닝 소스 덤 리바이벌 프로그램'

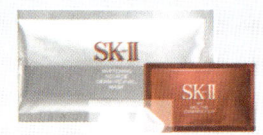

문제가 되는 부위에 화이트닝 에센스 7방울이 농축된 녹는 스마트 필름

을 붙이고 그 위에 마스크를 하면 다크 스팟의 집중 관리가 가능하다.

3. 설화수 '자정 프로그램'

국소 부위를 집중 케어하는 자정 미백 스팟 크림과 그 효과를 배가시키

는 스팟 패치가 함께 들어있는 한방 미백 프로그램.

+

전반적인 브라이트닝 》

1. 샤넬 '화이트 에쌍씨엘 인텐시브 화이트닝 트리트먼트'

피부 재생 주기인 28일에 맞추어 제작된 밤 전용 앰플. 멜라닌과 각질을

케어하여 피부의 항상성을 유지시키도록 도와준다는 점에서 추천.

2. 키엘 '하일리 이피션트 스킨 톤 코렉터'

칙칙하고 얼룩덜룩한 피부 톤을 균일하고 매끈하게. 여드름 흉터 자국

에도 사용.

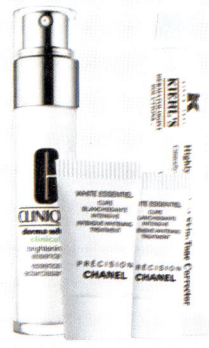

3. 크리니크 '더마 화이트 크리니컬 브라이트닝 에센스'

원래 좋은 피부처럼, 피부 톤을 고르고 맑게 도와주는 에센스. 크리니컬

(clinical)라인이라 보다 강력해진 효과를 기대할 수 있다.

3 skin care

10년은 어려 보이는
건강한 뷰티 습관

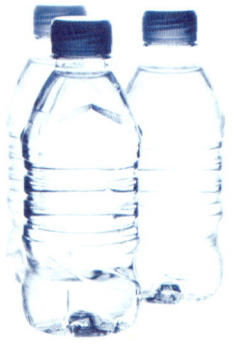

10년 전, 나는 의무와 책임감이 어깨를 짓누르던 20대의 끝자락에 서있었다. 안티에이징에 대한 글을 쓰려고 이것저것 뒤적이던 나는 오래된 사진첩 하나를 꺼냈다. 사진 속에서 웃고 있는 29살의 내 모습은 짙은 화장 때문인지 그다지 어려 보이지는 않는다. 요즘 트렌드인 하트라인의 얼굴과 동그란 눈을 가지고 있었지만, 자세히 살펴보면 눈가의 잔주름과 입가의 팔자 주름이 살짝 피어나기 시작하고 있었다.

아마 이때부터였던 것 같다. 패션 에디터에서 엘르의 뷰티 디렉터로 자리를 옮기면서 난 내 자신을 다시 바라보게 되었다. '완벽한 아름다움'을 추구하며 피부 관리며 좋다는 화장품을 하나하나 체크하고 44사이즈의 옷에 몸을 맞추기 위해 무리한 다이어트를 했던 시절. 불규칙한 생활 습관, 새벽까지 이어지는 야근과 파티, 멋 내기 위한 잦은 파마와 다리를 퉁퉁 붓게 만드는 킬힐에 갇혀 지냈던 시간들. 다행히도 10년 전 즈음 난, 겉으로는 완벽해 보였지만 오히려 불완전한 모습으로 변해가는 자신을 발견했다. 일 잘하는 여자, 아름다운 여자라는 목표를 단시간에 이루고 싶어했던 나는 결국 누군가에게 보여주기 위해 내면보다는 외면의 아름다움만 꾸미고 치장해왔음을 깨달았다.

나는 그때부터 나의 뷰티 플랜을 재정비했다. 가장 먼저 한 일은 올바르지 못한 습관부터 고치는 일이었다. 아무리 돈 들여 마사지를 열심히 받고 좋은 화장품을 사들여도 건강한 뷰티 습관과 올바른 뷰티 상식을 알지 못한다면 5년 뒤, 10년 뒤의 나는 지치고 생기 없는 그저 나이 든 아줌마의 모습을 하고 있을 것이기 때문이었다.

시크한 옷 몇 벌과 멋진 구두 한 컬레면 신데렐라처럼 왕자님이 반할 만한 멋진 모습으로 변신할 수 있다. 하지만 아름다움을 위해서는 오랜 시간과 노력이 필요하다. 20대가 아닌 30대에 들어서면 하루 10분의 시간과 노력이 쌓여 얼마나 큰 차이를 만들어내는지 느끼게 된다. 마치 매달 붓는 적금이 한 달, 두 달, 일년 뒤엔 그 가치를 느끼지 못하다가 10년이 지나 놀랄만한 액수로 불어나 있는 것과 마찬가지다. 따라서 지금은 아주 작은 습관이라도 하루하루 실천해 나가는 게 중요하다. 현재 나의 뷰티 습관을 살펴보고 매일 실천해야 할 사항을 체크해 뷰티 노트에 적어보자. 지금 20대가 아니라도 좋다. 30대, 아니 40대라도 지금 바로 시작하는 게 중요하다. 누구나 20대로 보일 필요는 없다. 미래의 어느 날 자신의 1년 전, 5년 전 사진을 꺼내보았을 때 사진 속의 모습보다 사진을 보고 있는 내 모습이 더 젊고 아름답다면 당신의 뷰티 노트는 틀림없이 유용하게 작용한 것이다.

나 역시 10년 전보다 지금이 더 아름답다. 물론 아름다움을 보는 기준이 저마다 다르겠지만, 분명한 건 20대처럼 보이진 않아도 내 나이보다는 젊어 보이고 또 건강하고 생기 있는 피부와 눈빛을 가졌다는 것이다. 다시 30대의 끝자락에 서있는 지금, 나는 다시 나의 뷰티 노트에 40

대를 위한 몇 가지 항목을 추가할 예정이다. 내가 10년 전부터 지켜왔던 생활 속 데일리 뷰티 수칙들은 가장 기본적인 내용이지만 제대로 실천한다면 만족할만한 결과를 가져다 줄 수 있는 것들이다.

01
최고의 뷰티 푸드,
물 마시기

건성피부는 조금만 건조해도 피부가 푸석해진다. 보통은 모이스처라이저나 건성피부용으로 나온 리치한 크림을 피부에 바르는 것으로 피부 갈증을 해소하려 한다. 하지만 피부에 바르는 것보다 피부 내 유수분 밸런스를 유지하는 것이 더 중요하다. 특히 물은 신진대사를 활발하게 해주어 노폐물 배출에도 많은 도움이 된다. 20대 때는 집중해서 일하느라 또 외부에서 근무하느라 물 마시는 일에 소홀했었다. 그래서인지 의식적으로 열심히 물을 마시려 해도 습관이 되지 않아 목표했던 양을 못 채우기 일쑤였다. 시간이 지나면 얼굴뿐 아니라 모발과 몸 전체가 건조해진다.

매일매일, 물 어떻게 마실까?

1 신체 내 원활한 신진대사를 위해 수분 보충은 20대부터 철저히 습관화하는 게 좋다. 몸이 찬 사람은 뜨거운 물과 찬 물을 반반 섞은 미지근한 물을 마셔야 신진대사에 도움이 된다.

2 보통 하루에 마셔야 하는 물의 양은 몸무게와 키를 더한 후 100으로 나눈 만큼(ℓ)이다. 보통은 2 ℓ 정도. 흡연을 한다면 적어도 하루 1.5 ℓ 이상의 물을 마셔야 함을 명심할 것.

3 사무실이나 가방 속 등 손이 쉽게 닿는 곳에 예쁜 물병을 두고 수시로 물을 마셔보자. 물이야말로 최고의 뷰티 푸드다.

02
바른 자세로
얼굴도 몸매도
날씬하게

　한쪽으로 처지는 턱살의 원인은 생활 습관에서 시작된다. 노화로 인해 피부가 처지는 것도 원인이지만 오랫동안 한쪽으로 음식물을 씹는다든가 턱을 괴는 자세 등 좋지 않은 습관을 반복하면 비대칭 얼굴형과 보기 싫게 처지는 턱살, 팔자주름이 만들어진다.

　평소에 서거나 앉는 자세도 중요하다. 내 경우, 20대 초반부터 스트레칭을 열심히 한 덕에 비교적 척추와 골반이 바른 편이지만 그래도 시간이 지나고 출산을 경험하면서 어쩔 수 없이 척추가 비뚤어지게 되었다. 척추는 몸의 기본을 이루는 것이라 건강뿐 아니라 뷰티와도 연관이 깊다. 척추가 비뚤어지면 어깨와 얼굴이 비뚤어지거나 턱이나 입이 한쪽으로 올라가는 비대칭 라인이 형성되는데 오랜 시간 동안 형성된 것이라 교정이 쉽지 않다. 어렸을 때부터 다리를 꼰다든가 구부정하게 앉는 자세를 취하지 않도록 늘 습관화하는 게 중요하다. 또 벽에 뒤꿈치, 엉덩이, 등, 머리를 대고 허리를 펴는 자세를 수시로 연습하면 체형을 교정하는 데도 많은 도움이 된다.

03
블랙헤드
관리

수분크림, 마스크 등 주름이나 보습도 피부 관리를 위해 중요하지만 콧등에 거뭇거뭇한 블랙헤드는 나이 들수록 더욱 보기 싫은 부분이다. 한번 생기면 잘 없어지지 않고 화장을 해도 완벽하게 커버되지 않으므로 블랙헤드의 조짐이 보이기 전에 관리해야 한다. 블랙헤드는 모공 속에 땀, 피지, 먼지 등이 쌓여 밖으로 배출되지 못하고 피부 속에서 굳어지는 것이므로 깨끗이 세안하여 메이크업 잔여물, 각질 등을 제거하는 것이 가장 중요하다.

얼굴 체크

카메라를 고정시켜놓고 얼굴 정면과 옆면 사진을 찍는다. 사진을 찍어보면, 어느 쪽 입꼬리가 올라갔는지, 어느 쪽 턱선이 발달했는지 비대칭 정도를 파악할 수 있다.

자세 체크

1   남편이나 친구에게 부탁해서 사진을 찍는다. 의자에 바로 앉은 자세로 앞뒤 정면과 옆 모습 전신을 찍는다.

2   앞, 뒷모습을 찍을 땐 긴 머리를 올려 묶어야 양쪽 어깨의 높이를 측정할 수 있다. 대부분 한쪽 어깨가 올라가 있는 것을 사진 속에서 발견할 것이다. 한쪽 어깨가 올라가 있다는 것은 척추가 바르지 못하다는 것이고, 때문에 어깨 결림, 얼굴 비대칭, 다리 길이의 비대칭 등의 현상이 나타난다. 나이가 들수록 아름답지 못한 걸음걸이로 변하는 것도 이런 습관 때문이다.

3   옆모습 전신을 찍을 때는 평상시 앉는 자세 그대로 찍는다. 사무실이나 집 소파에서 내가 평소 어떻게 앉아있는지 체크할 수 있다. 가장 바른 자세는 의자의 등받이에 허리를 붙이고 무릎은 모아 발과 직각을 이루고 있는 자세다. 허리가 등받이에서 떨어져 굽어 있거나 무릎과 다리가 직각이 되지 않는다면, 지금 당장 자세를 고쳐야 한다.

주름만큼 보기 싫은 블랙헤드 없애기

1   낮 시간 동안 코의 번들거림이 느껴지면 오일 페이퍼로 닦아준다.

2   절대 블랙헤드나 화이트헤드(콧등에 생기는 흰색 아크네–여드름의 일종)를

     손으로 짜내지 않는다.

3   상태에 따라 1주일에 1~2회 정도 블랙헤드 팩을 해서 노폐물이 쌓이는 것을 예방한다.

     떼어내는 팩은 자극을 줄 수 있으므로 씻어내는 팩이 좋다.

4   블랙헤드가 눈에 띄게 보일 경우, 피부과 전문의에게 치료받는 게 좋다.

04
표정 주름을
주의하라

지금은 고쳐졌지만 난 항상 미간을 찡그려 11자형 주름을 만들어내
곤 했다. 원고를 쓰기 위해 골몰하고 있을 때, 어떤 일에 집중하여 듣거
나 볼 때, 아니면 심각한 일에 처했을 때 등. 노력에 의해 지금은 버릇
을 고쳐 보기 싫은 표정 주름으로 자리잡진 않았지만 조금 더 시간이 지
났으면 보톡스 아니면 고칠 수 없는 완벽한 주름이 되었을 터였다. 주
름으로 진화하는 대표적인 표정 주름에는 이마 주름(三자형)과 미간 주
름(11자형), 눈가 주름(새 날개형), 입가 주름(八자형) 등이 있다.

생활 속 표정 주름 예방하는 방법

1 가족이나 친구에게 내 표정을 체크해 달라고 부탁한다. 나 역시 직장 동료의 지적이 없었다면 11자 주름을 발견하지 못했을 것이다. 내가 자주 짓는 표정이 무엇인지 알고 의식적으로 피하는 것이 표정 주름을 피하는 첫걸음이다.

2 마스카라를 바를 때나 아이 펜슬로 라인을 그릴 때도 표정 주름은 만들어진다. 마스카라를 바르기 위해 눈을 치켜 뜨고 있는 거울 속 자신을 한번 보자. 분명 이마에 보기 흉하게 주름이 생겼을 것이다. 이런 동작이 반복되면 이마에 불독 주름이 생길 수 있으므로 주의해야 한다. 조금만 주의를 기울여 이마는 그대로 둔 채 손가락으로 눈꺼풀을 위로 당겨 아래에서 위로 가볍게 쓸어 올리듯 바르는 습관을 기르자. 내가 추천하는 방법은 손거울을 이용하는 것인데, 아래에 거울을 놓고 턱을 살짝 들어올리면 콧대 높은 '도도한 모델 포즈'가 된다. 이 상태에서 마스카라를 아래에서 위로 바르면 된다.

3 현기증이 날 때까지 운동하는 건 좋지 않다. 무리한 운동은 피부의 노화를 유발할 수 있다. 또한 힘든 운동을 할 때(무거운 덤벨 등)도 반드시 거울을 봐줘야 한다. 나도 모르는 사이에 표정을 일그러뜨리면서 운동하고 있는 모습을 발견할지도 모른다. 이런 습관이 지속되면 잔주름이 잔뜩 생길 수 있으므로 주의해야 한다. 힘들더라도 항상 웃는 얼굴로 운동해야 한다.

4 연구 결과에 따르면 눈웃음을 짓는 사람은 그렇지 않은 사람보다 눈가 잔주름과 표정 주름이 더 많다고 한다. 피부 탄력이 떨어지기 시작하는 20대 이후부터는 습관적인 표정이 굵은 주름의 원인이 될 수 있다. 눈보다는 입으로 웃는 연습을 할 것.

5 잦은 눈 화장 역시 잔주름이 생기는 지름길. 눈 주위의 연약한 피부에 자극을 주기 때문이다. 눈썹, 쌍꺼풀 사이에 낀 화장 잔여물도 노화의 원인이 되므로 순한 아이 전용 리무버로 깔끔

하게 닦아내자.

6   화장품을 바를 때도 항상 아래에서 위로 가볍게 쓸어 올리듯 바르는 습관을 기르자. 위에서
    아래로 밀어내거나 무자비하게 비벼 바르는 버릇은 피부를 처지게 만든다. 불독 강아지 같
    은 심술보를 갖고 싶지 않다면 당장 바르는 습관부터 바꿀 것.

05
찜질방과
사우나를
조심한다

　열에 의한 자극이 심한 찜질방이나 사우나는 얼굴뿐 아니라 피부 전
체를 건조하게 하므로 조심해야 한다. 건조할수록 너무 자주 찾지 않도
록 하고 사우나를 즐기더라도 너무 오랜 시간 머물지 않도록 주의해야
한다. 또 수분 공급을 위한 보습 타월은 5분만 한다. 짧은 시간의 스팀
타월은 효과가 있으나 일정 시간이 지나면 피부의 보습막을 파괴할 수
있으므로 1주일에 1~2회, 한번에 5분 이내로 하는 것이 좋다. 샤워를
마친 후에는, 물기가 마르기 전에 보습제품을 바른다. 목욕 후 물기가
있을 때 보디오일이나 보디로션, 유분기가 있는 크림과 보습제품 등을
적절히 사용해 피부가 건조해지는 것을 방지한다. 계절에 관계없이 온
수 샤워는 10분 이내로 끝내야 한다. 피부에 필요한 유·수분을 빼앗길

수 있기 때문. 미지근한 물로 재빨리 샤워한 후 보디 미스트 등으로 수분을 공급해주자.

피부가 매끈매끈해지는 즉각적인 효과 때문에 사우나에서 자주 사용하는 극세사 타월. 그러나 너무 자주 사용하면 피부 보호막인 각질층이 손상되어 피부가 건조해진다. 제거해야 하는 건 오직 '묵은' 각질뿐. 건성피부는 주 1~2회, 지성피부라도 3회 이하로 사용하자.

06
피부의 적,
밤샘

밤 시간에 잠을 자지 않고 깨어있으면 낮 동안 손상된 피부가 재생되지 못해 피부결이 거칠어지고 탄력도가 떨어진다. 밤샘 후 피부 유·수분도를 측정해보면 수분은 15~18% 감소해 있고 유분은 20%나 많아져 있는 것을 알 수 있다. 또한 잘 때 생기는 슬리프 라인(sleep line)은 눈가 주름의 주범이므로 베개는 반드시 뒤통수 쪽으로 베고 자야 한다. 너무 높거나 낮은 베개도 금물. 목과 턱살이 겹쳐 주름이 생기고 얼굴이 붓게 된다. 팔을 괴고 자거나 엎드려 자는 것도 마찬가지다.

07
담배 연기에
자주 노출된다

담배는 피부에 공급되는 산소량을 적게 하고 노화의 원인이 되는 프리 래디컬(유해산소)의 형성을 촉진시킨다. 흡연자는 비흡연자에 비해 주름살이 생길 확률이 2.3~4.7배나 높다는 연구 결과도 나와있다. 흡연을 할 때 발생하는 활성산소와 니코틴이 혈관을 수축시켜 산소와 영양 공급 부족 현상을 가져와 피부 노화를 가속하기 때문이다. 그러나 비흡연자도 안심할 순 없다. 담배 연기에 자주 노출되면 각질층의 수분 함량이 떨어져 피부가 건조해지기 때문. 또한 술을 자주 마시면 피부의 모세혈관 확장으로 수분 손실이 증가해 피부가 거칠어지게 된다. 피부 재생속도가 늦춰져 안색이 어둡게 변하며 피부 노화가 빨라진다.

08
안 해본 다이어트가 없다

각고의 노력 끝에 결국 뼈와 가죽만 남은 당신. 권장 섭취량보다 절대적으로 적은 칼로리 섭취로 비타민, 미네랄, 필수 지방산 등이 결핍되어 윤기 없이 푸석푸석한 피부가 되어있을 게 분명하다.

Check

Must Have 뷰티 아이템

+

자외선 차단제 》 밥 먹듯 빼놓지 않고 바르는 것이 바로 자외선 차단제. 쉬는 날 집에서도 SPF 20

정도의 데이 로션을 반드시 바른다. 자외선 차단은 피부 노화 방지의 기본.

아이크림 》 눈가 주름을 미리 예방하기 위해 20살부터 매일 밤 발랐다. 30대 이후엔 데이&나이

트로 나누어 아이 크림을 바른다. 특히 낮에는 SPF 20 이상의 자외선 차단 기능이 있는 걸로!

헤어 에센스 》 20대엔 잘 못 느끼지만 머리카락의 노화에도 관심을 가져야 한다. 샴푸와 컨디셔너

만으로는 부족한 건조하고 푸석한 머리카락과 두피에 영양과 윤기를 불어넣어줄 헤어 케어 에센스.

모이스처라이저 》 피부 타입에 상관없이 유수분 밸런스를 위해 반드시 필요한 아이템. 매일 먹는

밥처럼 가장 기본적이면서 가장 중요하다.

속눈썹 영양제 》 메이크업의 1mm 변화는 속눈썹과 아이라인에서 온다고 생각한다. 20살 때부터

펜슬 아이라이너로 반드시 위쪽 속눈썹에 아이라인을 그려주고 마스카라도 빼놓지 않고 발랐다.

하지만 속눈썹이 직모라 무거워 보이는 게 문제였다. 특히 인조 속눈썹을 떼어낼 때 빠진 속눈썹

이 잘 자라지 않고, 출산 그리고 노화로 머리카락 빠지듯 속눈썹이 빠져 고민이었는데, 속눈썹 영

양제를 바른 후부터 20대 때처럼 길고 풍성한 속눈썹이 유지되고 있다.

블랙헤드 리무버 》 T존 부위는 지성에 가까운 피부라 블랙헤드가 많이 생겼다. U존은 건성용, T

존은 지복합성용 스킨케어 제품을 따로 발라주고 블랙헤드 부위는 블랙헤드 전용 트리트먼트 마

스크를 일주일에 2회씩 한다. 정말 효과적!

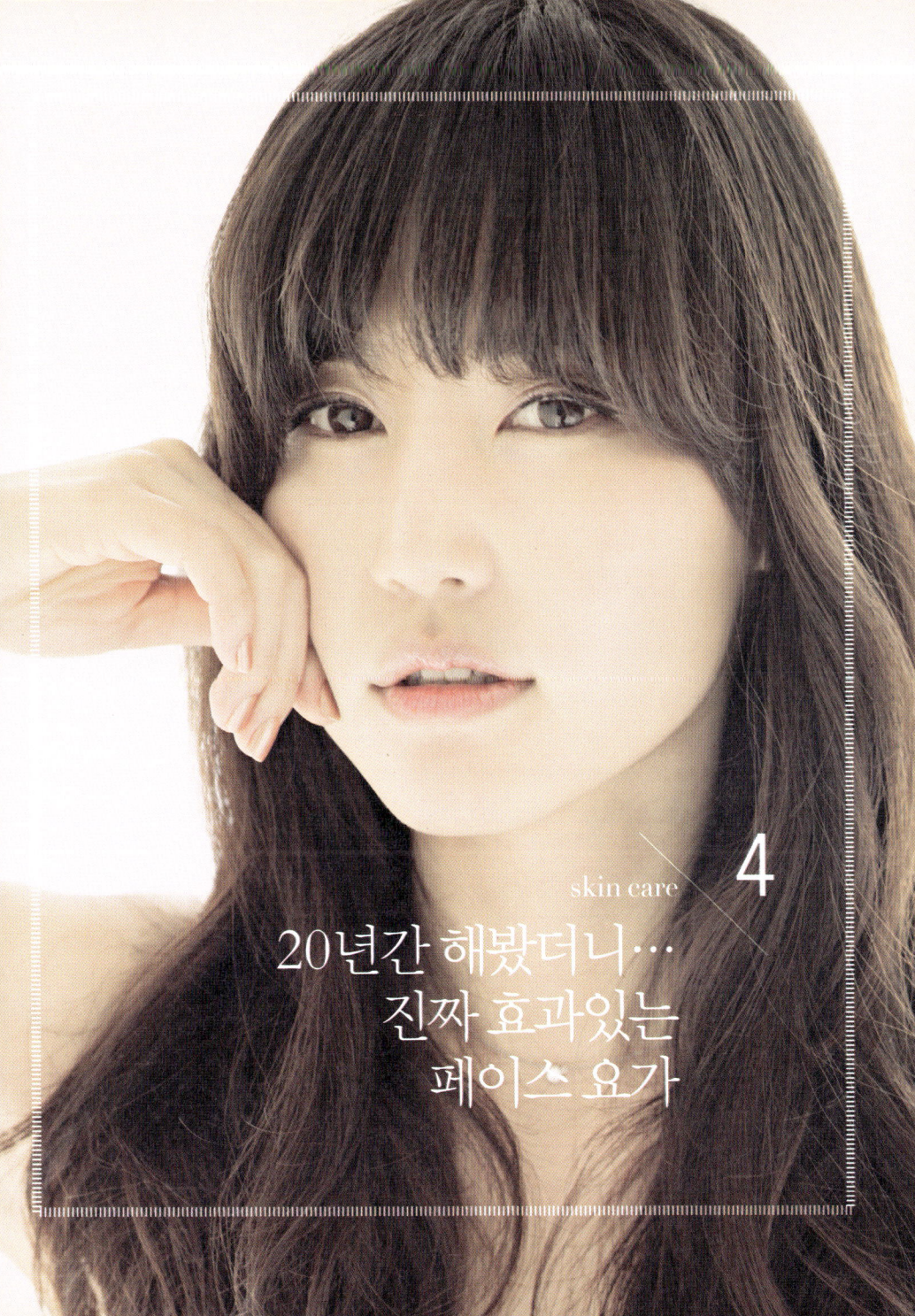

skin care

4

20년간 해봤더니…
진짜 효과있는
페이스 요가

자연 미인들을 위해 성형한 것처럼 예뻐질 수 있는 단기간 셀프 교정법을 소개한다. 나는 〈시크릿 쇼핑〉 책에서도 '성형 전 10번 이상 생각해야 한다'고 말했다. 왜냐하면, 쉬운 일은 아니지만 꾸준한 노력이 따른다면 어느 정도의 셀프 성형이 가능하기 때문이다. 20살 이후로 줄곧 나는 셀프 성형의 효과를 제대로 체험했다. 어렸을 때부터 외모 콤플렉스투성이였던지라 집에서 미인 되기 프로젝트를 짜서 20년 동안 매일 꾸준하게 실천했고 결국 어느 정도 만족할만한 결과를 얻었기 때문이다. 나의 셀프 성형법은 외국에서 유행중인 '페이스 요가'나 '얼굴 성형 운동' 등과 비슷하다. 즉 같은 효과를 주는 운동법인 것이다. 이런 운동법을 보면 '타고난 얼굴 크기'에 대해 워낙 민감한 우리 나라에서 많이 시행하고 있는 경락, 지압의 원리를 많이 응용하고 있다. 그런데 알고 봤더니 내가 20년 동안 해왔던 얼굴 지압이나 스트레칭 방법과도 많이 비슷하다.

성형수술은 얼굴 모습을 한순간에 바꾸어주는 데 반해, 페이스 요가는 자연스럽게 예뻐지게 해준다. 웨이트 트레이닝을 할 때 특정 근육을 지속적으로 움직여 근육을 만드는 것과 마찬가지다. 얼굴 근육을 분리해 집중적으로 운동시켜주는 것이 바로 페이스 요가의 원리다. 얼굴 근육은 아주 작고 서로 분리가 잘 되기 때문에 짧은 시간에 극적인 효과를 볼 수 있다고 한다. 여기에다 마음과 근육의 결합, 즉 움직이는 근육에 마음을 집중해 에너지를 높여 줌으로써 효과가 더욱 커진다. 또 효과가 장기적이고 비용도 들지 않으며 고통스럽지도 않다. 이것은 돈이 들지 않고 흉터도 통증도 없으며 수술하고 난 뒤의 회복기도 필요 없는 셀프 성형수술이나 마찬가지라고 생각한다. 누구나 이 운동을 하는 동안은 매일 내 얼굴을 수술하고 조금씩 아름답게 가꿔나가는 의사가 되는 것이다. 또한 성형수술을 하고 난 후에 얼굴을 좀 더 자연스럽게 만들어 주는 방법으로도 이 페이스 요가가 많이 이용되고 있다고 한다.

얼굴과 목 부위는 다른 부위에 비해 짧은 시간 안에 큰 운동 효과를 볼 수 있다는 것이 장점이다. 일주일 동안 아침 저녁으로 10~20분씩 동작을 반복하면 혈색이 좋아지고 얼굴 근육이 긴상되어 탄력이 붙는 것을 느낄 수 있다. 6~8주 동안 운동을 하고 나면 잔주름이 줄어들고 피부가 탱탱해지며 나올 데는 나오고 쓸데없는 살들이 떨어져 나가 얼굴 윤곽이 예뻐진다. 물론 나이가 들수록 시간과 기간이 길어져야 한다는 건 기본 원리.

01
나이 들어 보이는
얼굴형을 잡아라!

나이 들어 보이는 얼굴형은 크게 3가지 정도로 나눌 수 있다.

첫 번째, 탄력 저하로 피부가 처지면서 얼굴이 커지는 경우

앞에서 얘기했던 대로 꾸준한 피부 관리와 처짐을 방지해주는 셀프 성형 운동을 병행하고 리프팅 화장품 등의 도움을 받으면 동안을 오랫동안 유지할 수 있다.

두 번째, 사각턱이나 비대칭 얼굴형이 되면서 인상이 강해 보이고 얼굴이 커지는 경우

얼굴이 커지는 주요 원인 중 하나인 사각턱은 실제 턱뼈가 돌출되어 생긴 것이라기보다는 저작근이라고 하는 어금니의 씹는 근육이 발달되어서 사각턱으로 보이게 된 경우가 더 많다. 서양 음식에 비해 한국 음식은 대부분 딱딱한 음식이 많아 나이가 들면서 턱이 발달하는 경우가 많고 오징어나 껌, 깍두기 등 본인이 좋아하는 음식에 따라 사각턱이 더 발달하게 된다. 한 손으로 턱을 괴는 습관, 음식물을 한쪽으로만 씹는 습관 등도 대표적인 원인이다. 한 손으로 턱을 괴면 그쪽 턱을 바깥쪽으로 미는 힘이 작용하면서 한쪽 턱이 커지고 돌출된다. 뿐만 아니라 몸도 비뚤어져 혈액순환이 잘 이뤄지지 않아 '큰 바위 얼굴'이 될 수 있다. 장기간 책상에 엎드려 한쪽으로 누운 채 잠을 자거나, 항상 같은 자세로 일을 하는 습관을 포함해 이를 갈거나 꽉 무는 습관, 한쪽으로 씹는 습관 등을 반복하면 치아가 비뚤어져 부정교합이 발생하고 사각턱, 비대칭 턱이 되기 쉽다. 이갈이 증상도 얼굴형을 흐트러뜨리는 요인. 스트레스가 원인이 되어 이갈이 증상이 나타난다면 시간이 날 때마다 의식적으로 긴장을 풀고 충분한 휴식을 취하면서 세심한 치료와 관리를 받는 것이 가장 좋은 방법이다.

세 번째. 탄력 저하로 살이 빠지면서 호리병 얼굴형이 되는 경우

특히 눈가의 살이 빠지면서 광대뼈가 도드라져 보이거나 반대로 볼살이 푹 꺼지게 되면 나이가 들어 보일 수밖에 없다. 이럴 경우, 앞의 2가지 경우와 반대로 꺼진 살을 채워주는 리프팅 마사지를 통해 최대한 둥근 얼굴형을 만들어야 한다. 특히 관자놀이 부분이나 팔자 주름 부위의 살은 한번 빠지면 채우기 어렵다. 살을 찌워도 얼굴살은 통통해지지 않는 것이 나이 들어 나타나는 현상. 따라서 페이스 요가로 미리 예방하는 게 중요하다.

02
하루 10분
페이스
성형 요가

얼굴 윤곽 또렷하게 만들기

얼굴 축소에 효과적이라고 알려진 경락 마사지는 혈액이 다니는 길인 경혈을 자극해 림프 순환 기능을 원활히 하기 때문에 얼굴의 부기를 빼는 데 효과적인 방법이다. 특히 뼈 자체는 크지 않지만 볼살이 많은 얼굴, 유난히 푸석푸석한 얼굴, 근육이 발달해 커 보이는 얼굴, 양쪽의 균형이 맞지 않는 얼굴, 탄력이 없는 얼굴 같은 경우에 경락을 해주면 훨씬 산뜻한 얼굴로 교정이 가능하다. 매일 아침이나 저녁에 10분씩 페이스 성형 요가를 해주면 몇 개월 후 탄력 있고 또렷하게 달라진 얼굴을 발견할 수 있을 것이다.

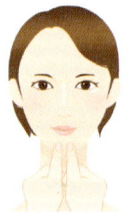
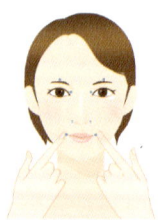
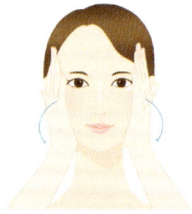

1   먼저 턱 아래 중앙 부위를 양쪽 엄지 손가락으로 10초간 지그시 누른다.

2   양 입가를 양쪽 검지 손가락으로 10초간 누른다. 콧방울 옆 움푹 들어간 부위를 같은
    방법으로 반복.

3   눈 앞머리, 눈썹 중앙, 관자놀이를 순서대로 10초간 지그시 누른다.

4   이마 중앙을 10초간 지압 후 양 손바닥 열기를 이용하여 얼굴 전체를 감싸듯
    옆으로 쓸어내려 귀 뒤쪽을 향해 마사지한다.

5   아래에서 윗쪽으로 모두 3회 반복, 약간 시원한 통증이 있을 정도의 지압이 좋다.

부기 없는 얼굴 라인 만들기

얼굴 부기는 윤곽 없이 푸석한 얼굴을 만드는 원인이 된다. 아침에 일
어나서 얼굴이 붓거나 푸석해 보일 때는 가볍게 마사지를 하거나 찬물
로 세안을 하는 것이 효과적이다. 그리고 아래와 같이 간단한 마사지로
부기를 매일 빼주어야 큰 바위 얼굴을 피할 수 있다.

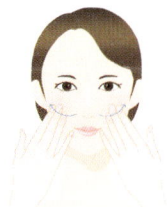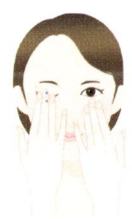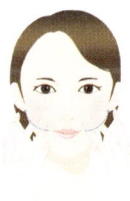

1   얼굴이 부었을 때 – 코 옆 부분에서 귀 방향으로 쓸어내리듯 마사지한다.

2   눈이 부었을 때 – 눈 아래 부분과 눈두덩을 살짝 지압하듯이 4회 반복하여 눌러준다.

3   처진 얼굴을 리프팅하고 싶을 때 – 입 옆에서 양쪽 귀 방향으로 손가락을 굴리면서 귀
    옆 선을 따라 마사지한다.

얼굴 갸름하게 만들기

넓은 얼굴을 좁히고 올려 탄력 있게 해주는 운동이다. 얼굴이 가냘프고 좁은 사람들도 운동을 통해 얼굴 양 측면의 탄력을 높일 수 있다. 이 운동은 볼근을 강화시켜 얼굴의 근육에 긴장을 준다.

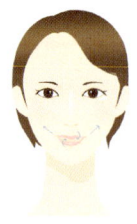 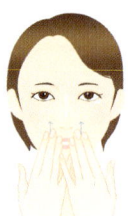

1   입을 벌리고 윗입술, 아랫입술 모두 윗니, 아랫니를 다 덮을 정도로 둥글게 말아 넣는다.
2   입꼬리는 귀 쪽으로 팽팽하게 당긴다.
3   턱에 손을 가볍게 대고 손을 천천히 위로 올리며 그와 함께 얼굴이 위로 올라가는 상상을 한다. 눈은 머리 위쪽을 바라본다.
4   얼굴에서 찌릿한 느낌이 들 때까지 계속한다. 찌릿한 느낌이 들면 손을 머리에서 떼어내 멈추고 그 자세로 30까지 센다. 입술 사이로 숨을 '후' 하고 내쉰다.

이마 주름 없애기

이마의 주름은 피부의 노화와 근육의 반복적인 수축으로 피부 두께가 얇아진 부위에 집중적으로 생기게 된다. 특히 인상을 자주 쓰는 경우는 미간에 굵은 주름이 자리 잡기가 쉬워진다. 팽팽한 이마를 위해 따라해보도록 하자.

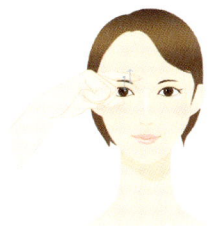 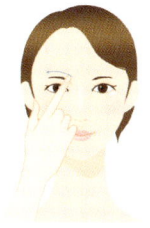

1　주먹을 쥔 다음 검지를 눈썹 모양에 맞게 둥글게 만들어 눈썹 위에 댄다.

2　검지에 힘을 주어 아래로 강하게 밀면서 눈썹을 위로 올렸다가 풀기를 10회 반복한다.

3　30초간 검지에 힘을 주어 아래로 밀면서 눈썹을 치켜 올렸다가 동작을 풀고 손가락으로 눈썹을 안쪽에서 바깥쪽으로 문지른다.

입가 주름과 팔자 주름 줄이기

　입가 피부 조직은 피지샘이 거의 없고 얇아서 주름이 잘 생기고 건조해지기 쉽다. 기초화장 단계에서 다음과 같은 방법으로 마사지해주자.

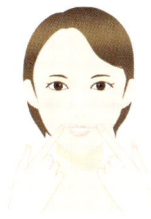 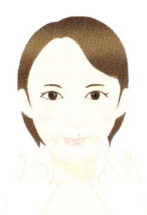 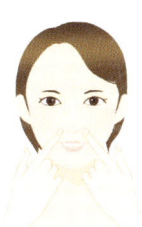

1　'에'의 입 모양으로 치아가 보일 정도로 입을 벌리고 양손 검지로 입꼬리 끝을 고정시킨다.

2　숨을 들이마시면서 인중을 최대한 늘여 입을 안쪽으로 당기고 3초간 유지한 후 숨을 내쉬면서 제자리로 돌아온다.

3　양손 검지를 팔자 주름이 있는 곳에 고정시키고 '에'의 입 모양으로 치아가 보일 정도로 입을 벌린다. 숨을 들이마시면서 2번 동작을 한다. 모든 동작을 3회 반복한다.

처진 눈꺼풀에 탄력 더하기

눈꺼풀을 탱탱하게 만들어보자. 눈 주위의 근육을 풀어주면, 눈꺼풀이 푹 꺼져 나이 들고 피곤해 보이는 인상이 사라지고 생기 있어 보인다.

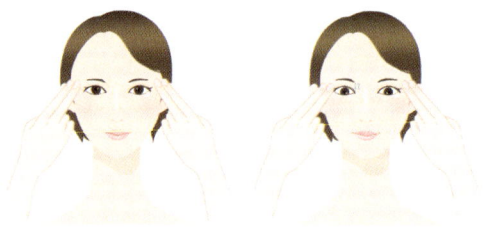

1 양손은 주먹을 쥔 다음 검지와 중지를 펴서 관자놀이를 지그시 누른다.
2 시선은 정면을 향하고 눈꺼풀을 들어 올렸다 풀어주는 동작을 30회 반복한다. 이때 눈썹이 움직이지 않도록 한다.
3 시선은 아래를 향하고 눈썹이 움직이지 않도록 하면서 눈꺼풀을 들어 올렸다 풀어주는 동작을 30회 반복한다.
4 복식 호흡을 하면서 숨을 내쉰다.

주름 없는 눈가 만들기

주름을 방지하기도 하지만 눈의 피로를 푸는 데도 효과가 있다.

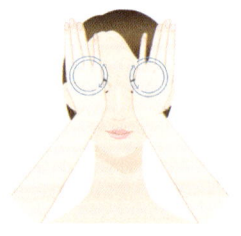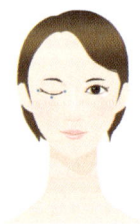

1   양 손바닥을 비벼 따뜻하게 한 다음 눈 위에 가볍게 얹어 안쪽으로 10회, 바깥쪽으로 10회 둥글린다.

2   눈 머리, 눈 밑 중간, 눈 끝 부분의 지압점을 지그시 눌러준다. 특히 눈 머리는 조금 더 세게 눌러준다. 누르는 시간은 3초 정도.

오똑한 코 만들기

코 주위 근육에 탄력을 주면 코가 가운데로 모이는 효과가 있어 낮은 콧대도 오똑해 보인다.

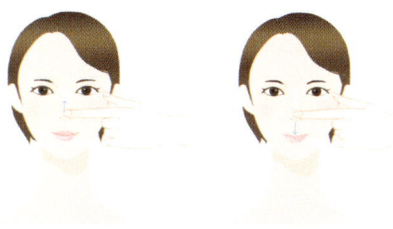

1   입을 다물고 검지를 코끝에 댄 후 콧방울을 위로 세게 밀어 올린다.

2   그 상태를 유지한 채 윗입술을 최대한 아래로 끌어내렸다가 푸는 동작을 30회 반복한다.

3   복식 호흡을 하면서 숨을 내쉰다.

탱탱한 볼 만들기

중력의 힘을 가장 많이 받는 볼. 볼살이 처지면 피부도 같이 처지기 마련이다.

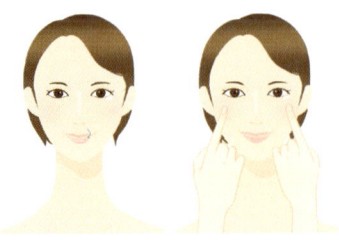

1   입술을 벌리고 윗니가 덮이도록 윗입술을 안으로 둥글게 만다.

2   주먹을 쥔 다음 검지를 펴서 뺨의 제일 높은 부위에 댄다. 그 상태에서 입꼬리를 올리며
     미소를 지었다 푼다. 이때 손가락 아래의 볼 근육이 움직이는 것이 느껴져야 한다. 30
     회 반복한다.

3   복식 호흡을 하면서 숨을 내쉰다.

탄력 있는 턱 만들기

나이가 들수록 얼굴이 커지는 것 같다. 하지만 얼굴이 커진 게 아니
라 턱의 피부가 처지면서 얼굴이 커진 기분이 드는 것뿐이다. 턱 근육
을 풀어주면서 처진 턱을 탄력 있게 만들어보자.

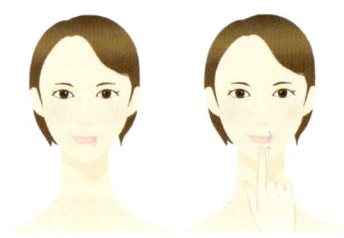

1 입을 벌리고 아랫니가 덮이도록 아랫입술을 안으로 둥글게 만다.

2 입꼬리를 귀 쪽으로 팽팽하게 당기고 윗입술로 윗니를 감싼다. 검지를 턱 위에 올려 가볍게 밀고, 입꼬리의 근육을 이용해 턱을 열고 닫는다. 이때 턱을 조금씩 위로 올리면서 동작을 반복한다.

3 마지막에 30초간 자세를 유지한 후 턱을 내린다.

4 복식 호흡을 하면서 숨을 내쉰다.

얼굴 살 붙이기

얼굴이 길고 여윈 사람에게 효과적인 운동이다.

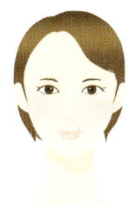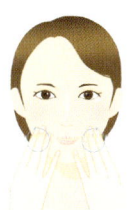

1 입을 살짝 벌리고 윗니, 아랫니가 덮이도록 입술을 안으로 둥글게 만다.

2 입꼬리를 귀 쪽으로 팽팽하게 당기고 양손을 입 옆에 놓은 다음 작은 원을 그리며 문지른다. 30회 반복. 복식 호흡을 하면서 숨을 내쉰다.

음식 요법 등을 페이스 요가와 함께 해주면 더욱 효과를 볼 수 있다. 어혈을 풀어주는 성분이 들어있는 홍차나 얼굴 부기를 빼주는 효능이 있다고 언급된 옥수수수염차, 삼백초잎 20g을 물 4ℓ에 넣고 끓여서 물 대용으로 먹으면 혈액순환을 돕고 부기를 빼는 데 도움이 된다.

예쁜 피부를 위한 똑똑한 습관

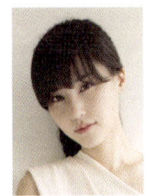

No! *"요 앞 슈퍼에 잠깐 나갈 건데 바르긴 뭘 발라. 귀찮은데~"*

자외선은 피부 노화의 절대적인 적이다.

자외선 차단제라고 하면, 해변에 갈 때, 혹은 여름에만 바르는 것으로 보통 인식하고 있다. 그러나 우리 피부는 외부 활동을 할 때만이 아니라, 집안에서도 자외선에 그대로 노출된다. 자외선은 멜라닌 색소를 자극할 뿐 아니라 콜라겐과 엘라스틴까지 파괴한다. 주름과 기미로 진행되는 건 당연지사. 집안에서도 SPF 20 정도의 데이 로션을 반드시 발라주도록 한다. 보습 효과가 있는 로션 타입을 고르면 토너와 데이 로션만 발라도 충분하다.

No! *"바르면 답답해서 싫어. 그냥 놔둬도 괜찮아."*

나이 들수록 피부는 조금 더 많은 유·수분을 원한다.

화장을 아예 하지 않아야 동안으로 보인다 생각해 기름기 가득한 '생얼'로 돌아다닌다. 그러나 요즘같이 환경오염이 심각한 상태에서 아무런 방어막 없이 그냥 돌아다닌다면 피부에 타격을 입는다. 나이가 들수록 주름이 늘듯, 화장품의 가짓수도 20대보다는 늘어나는 게 맞다.

No! *"립스틱 하나면 됐지 뭘, 쓰던 거 쓰지 뭐~"*

이제 더 이상 '립스틱 진하게'는 그만~

립스틱을 진하게 발라 입술만 동동 뜨는 화장법은 이제 버리도록 하자. 나이가 들면 입술 색이 점점 칙칙해져 립스틱을 자꾸 진하게 바르기 시작한다. 매일 바르는 립스틱은 1가지 색상으로 부족하다. 붉은 톤, 베이지 톤, 핑크 톤의 3가지 계열 색상은 기본적으로 구비하도록. 덧바르기 좋은 립글로스를 추가하는 것도 좋다. 그러면 한층 생기 있고 매끈한 입술을 유지할 수 있을 것이다.

No! *"이게 요즘 유행이라던데?"*

광고, 남의 말에 혹하지 말고 나한테 꼭 맞는, 나이에 딱 맞는 것을 구입하자.

매장에선 신제품을 권하고 그 권유에 혹해 구입하게 되는 경우가 많다. 그러나 화장품에도 나이 대별로 맞는 제품이 있다. 30대 중반이 넘어가면 건조함, 부위별 노화에 가속도가 붙는다. 톱스타가 광고한다고 해서 그대로 따라하면 낭패다. 자신의 피부에 딱 맞는 제품을 구입하자.

No! *"머리에 무슨 돈을 써, 그럴 돈이 어디 있어?!!"*

돈에 맞는 뷰티 쇼핑이 필요하다.

돈을 많이 쓴다고 해서 모두가 예뻐지진 않는다. 그렇다고 투자하지 않고 좋아질 수는 없다. 미용실 가격이 부담되어 부스스한 헤어스타일을 유지하고 있는 당신. 아무리 옷을 장만해도 제대로 옷태가 나지 않는다면 헤어스타일에 문제가 있다. 1년에 2번만 미용실에 가도 오래 유지되는 펌을 선택하고 머릿결을 찰랑이게 해줄 스타일링 제품으로 부담없이 헤어스타일을 연출할 수 있다.

No! *"세럼이 뭐야?? 나 에센스는 쓰는데 세럼도 또 발라야 하나?"*

세럼과 에센스의 효능은 같다.

쉬운 아이템으로 예를 들긴 했지만 화장품에 대한 정보가 부족한 사람들은 같은 효능의 두 가지 제품을 동시에 사용하기도 한다. 이는 피부에 부담을 주면서 두 제품 다 제대로 효과를 발휘하지 못하게 되는 결과를 초래한다. 화장품의 정확한 명칭과 용도를 익히도록 하자. 발음하기도 어려운 수입 화장품의 경우에는 용기 바닥에 용도와 쉬운 명칭을 적어두는 것도 좋은 방법.

No! *"어제는 피곤해서 그냥 잤는데…"*

게으름은 아름다움의 가장 큰 적이다.

어린 시절에야 가끔 피곤하면 클렌징을 안 하고 자도 괜찮았을지 몰라도 지금은 아니다. 모공이 늘어나 있고 피부는 칙칙해져 다음날 메이크업까지 뜬다. 아무리 피곤해도 저녁에 클렌징을 빠트리고 자는 일이 없도록 하자.

No! *"나이 들면 화려해야 돼"*

화장이 진하다고 화려해 보이지 않는다.

나이가 들어 기미 등의 잡티가 눈에 띄기 시작하면 가리기 위해 파운데이션을 찍어 바르게 된다. 일단 바르기 시작하면 피부 화장은 점점 두꺼워진다. 피부 화장에 맞춰 아이섀도나 립스틱도 진해진다. 하지만 이렇게 많이 바르면 오히려 더 나이가 들어 보인다. 동안 피부의 핵심은 건강한 피부로 가꾸어 혈색이 좋아 보이게, 탄력이 있어 보이게 하는 메이크업이다.

No! "나도 오이팩 했는데, 난 왜 별로 안 좋아지는 것 같지?"

천연 팩이 좋다고 해서 아무거나 피부에 발라선 안 된다.

천연 원료 자체는 좋으나, 그것을 피부에 그냥 바르는 것보다는 안전하게 추출하여 피부에 흡수되도록 처리된 것을 사용하는 것이 가장 좋다. 안전성 검증이나 가공 처리가 되어 있지 않은 천연 재료는 독성이 있을 수도 있다. 다른 사람이 효과를 본 재료일지라도 나에게는 맞지 않을지도 모르니 민감한 피부라면 천연 팩을 멀리하는 게 좋다.

No! "내가 맨날 사가는 제품 알지??? 그때 그걸로 줘."

피부는 매일매일, 내 마음처럼 자주 변한다.

피부가 변하면 변한 피부에 맞게 다른 제품을 선택해야 피부에 무리를 주지 않는다. 내 피부의 변화를 제대로 캐치하지 못한다면 그건 나를 포기하는 것이나 마찬가지다.

No! "기미, 잡티 싹 벗겨 주세요."

아름다움을 위한 노력의 결과는 바로 눈에 보이지 않는다.

피부과 시술은 간편하고 빠른 효과를 볼 수 있다. 그렇지만 피부과 시술을 너무 자주 받으면 피부가 금방 늙는다. 우리의 피부 표면은 얇은 표피층으로 구성되어 있다. 피부를 벗겨내는 시술을 자주 하게 되면, 피부 표면이 점점 얇아져 피부가 쉽게 처지고 예민해질 수 있으므로 주의한다. 시간이 걸리더라도 습관, 화장품, 운동에 의지하고 피부과 시술은 일정 기간을 두고 받아야 한다.

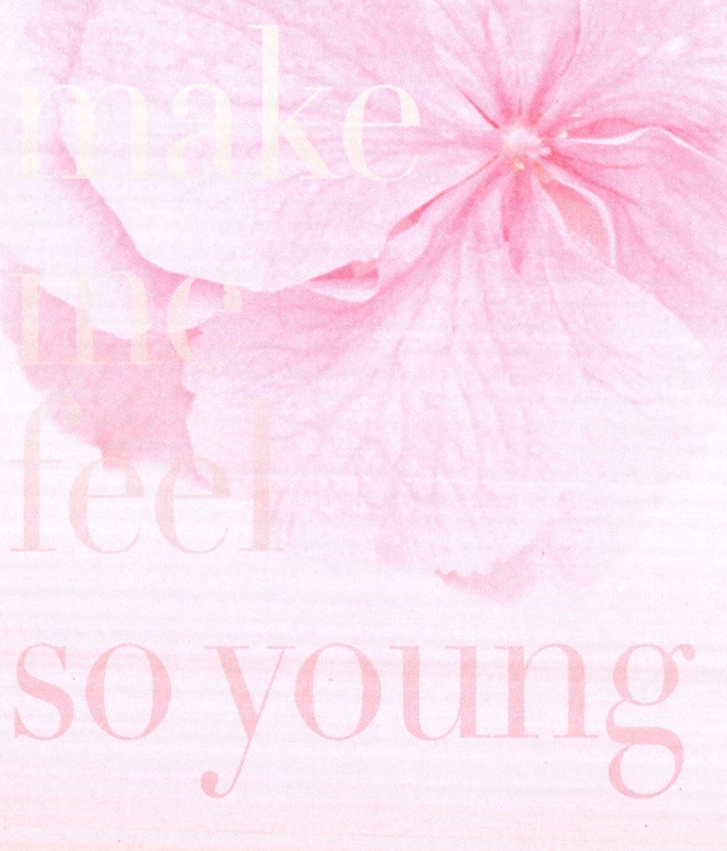

Chapter. 2
아우라를 만드는
동안 메이크업

make
me
feel
so young

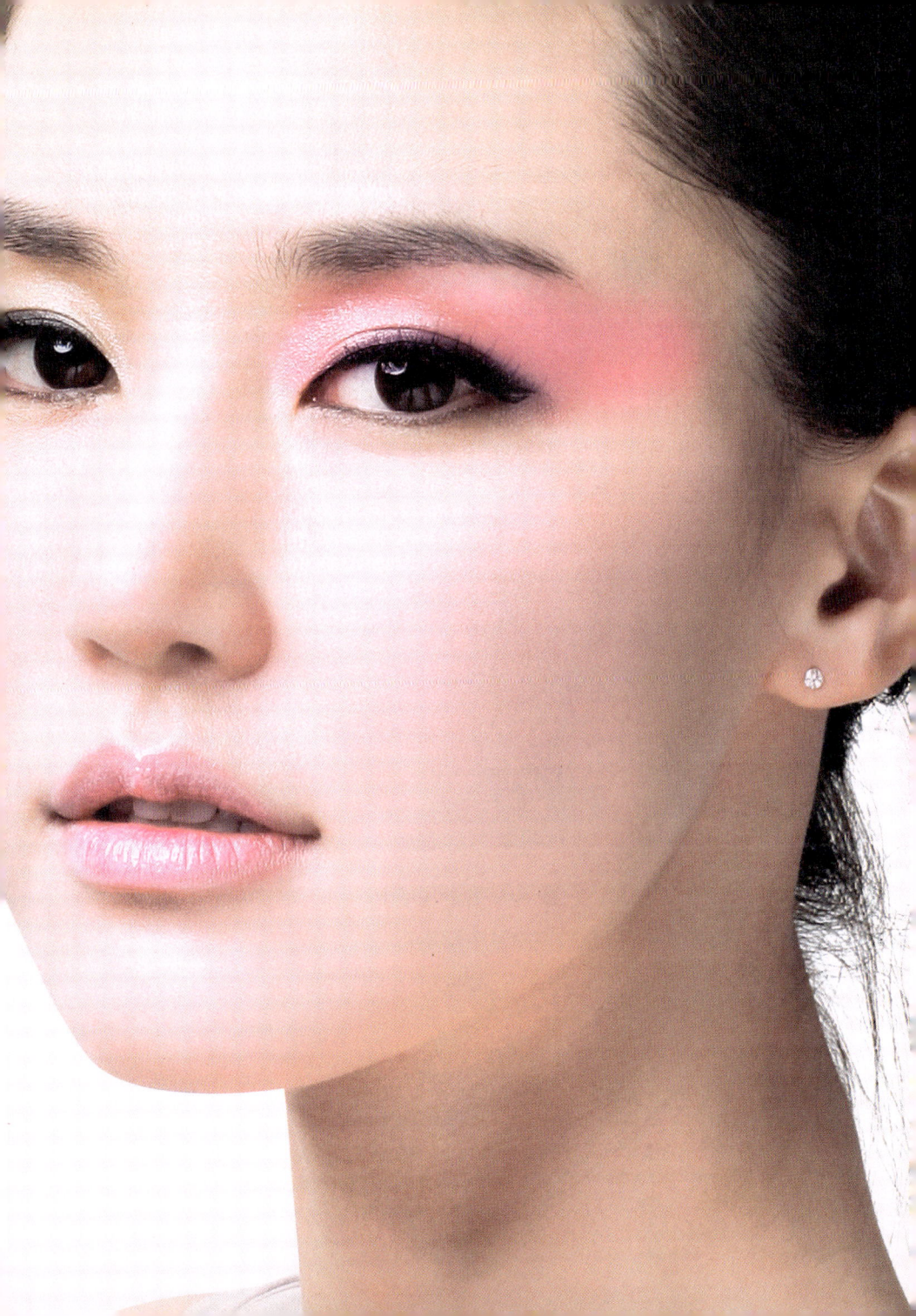

make-up　1

내가 지금
가장 아름다워질 수
있는 방법

일흔을 바라보는 엄마는 아직도 건강한 피부와 머리카락을 가지고 있다. 주위에서 '참 나이 같지 않게 피부가 좋다'는 얘기를 종종 듣는 엄마는 나에게 늘 '커피색 립스틱 없니? 진한 립라이너랑…' 하면서 고리타분한 화장품을 내놓으라고 성화다. 요즘 누가 그런 색을 바르냐고 아무리 말해도 도무지 들으려 하지 않는다. 피부는 50대 후반처럼 보이지만 화장이나 스타일은 영락없는 60대 할머니다. 조금만 화장과 머리 스타일을 바꾸면 '참 스타일 좋은 할머니'가 될 텐데도 전혀 생각이 없다. 아니, 바꾸려 하지 않는다.

나의 지인 중에 40대 후반의 회사 대표님이 있다. 그녀는 나이를 가리기 위해 늘 두꺼운 화장을 하는 편인데 특히 파운데이션을 진하게 발라 윤기 없는 얼굴에 처녀 적부터 길러온 긴 생머리를 늘어뜨리고 다닌다. 타고난 미모는 아름답지만 인위적인 피부 화장과 헤어스타일 때문에 20대 못지 않은 세련된 옷차림과 영 따로 노는 것이 안타깝다.

또 한 분은 나의 오랜 사수로서 쉰에 가까운 나이에도 활동적인 삶을 살고 있다. 하지만 15년 전부터 봤던 스타일을 아직도 그대로 유지하고 있다. 화장기 없는 '생얼'에 미용실은 1년에 한 번 갈까 의심스러운 단발 머리, 그리고 좋게 말하면 수수하고 소박한 옷차림. 30대엔 생얼과 수수한 옷차림이 어울렸지만 나이가 들수록 그녀의 모습은 에너지 없고 초라해 보였다.

나이가 들면 안정적이고 보수적이게 되기 마련이다. 생각이 보수적이다 보니 자신의 스타일에 관해서도 10년 전, 20년 전 생각에서 벗어나지 못하는 것 같다. 10년 전과 같이 어려 보이게, 또는 젊어 보이게 화려한 스타일링을 하라는 얘기는 아니다. 수시로 바뀌는 트렌드를 매번 따라서 최신 유행 스타일을 하라는 것도 아니다.

자신의 이미지나 생활을 바탕으로 세월에 맞게 변화하는 것이 아름답게 나이 들 수 있는 방법이다. 변화와 트렌드에 관심이 없다면, 또는 자신의 개성이 담긴 모습을 오래도록 유지하고 싶다면 자신의 시그니처(개성이나 이미지를 특화시켜 나타낼 수 있는 옷차림이나 헤어, 메이크업 등) 스타일을 만들어야 한다. 그래서 시간의 흐름이나 유행과 상관없이 자신의 멋을 유지할 수 있어야 한다. 시그니처 스타일의 예를 들어보자.

영화와 책을 보고 크게 감동을 받았던 세기의 디자이너 코코 샤넬. 치렁치렁하고 거추장스럽게 화려한 여자들의 옷보다 남자들의 승마바지와 티셔츠, 남자 셔츠와 재킷으로 자신을 표현했던 샤넬은, 물론 디자이너로서의 앞선 감각 때문이겠지만, 늘 한결같은 스타일을 오랫동안 유지했다. 실용적이면서 고급스러운 소재, 그리고 활동하기 편한 실루엣, 유행을 타지 않는 진주 목걸이와 아이라인 화장법 등.

최근 '효재 보자기'로 유명한 이효재 디자이너는 개량 한복을 입고 전통적인 헤어스타일에 화장기 없는 얼굴의 반유행적인 모습으로 살아간다. 당대의 트렌디한 모습은 아니지만, 자신에게 가장 잘 어울리는 헤어스타일과 디자인이 가미된 옷으로 십수 년이 지나도 독특한 멋스러움을 풍긴다. 파리에서 공부를 하고 잡지계에 몸을 담았던 한 선배는 10여 년 전 처음 봤던 '아시안계 파리지엔' 스타일을 계속 유지하고 있다. 검게 태닝한 피부에 검은 생머리를 딱 어깨까지만 기르고 늘 화이트 셔츠와 블랙 옷을 입었던 그녀. 거기에 블랙 아이라인을 그리고 누드 립스틱만 발라 어디서나 눈에 띄는 멋스러움을 풍겼었다. 그때와 다른 점이 있다면 화장이 조금 더 자연스러워지고 화이트 셔츠나 블랙 옷이 트렌드에 맞게 바뀌었다는 것이다.

자신만의 시그니처 스타일을 유지하든, 유행에 맞게 자신의 모습을 바꾸든 우리는 지금 가장 아름다워질 수 있는 방법을 찾아야 할 것이다.

우선, 가장 먼저 바꿔야 할 것이 있다면 메이크업이다. 물론 평범한 우리가 '선수'처럼 완벽한 메이크업을 하기는 힘들지만 젊고 건강해 보이는 메이크업은 가능하다. 연예인처럼 예뻐 보이는 메이크업은 할 수 없어도 '멋스러운 메이크업'은 할 수 있다. 20대 초반처럼 어려 보이는 얼굴이 될 수는 없어도 나이에 맞는 '우아한 메이크업'은 가능하다. 30대 이후의 여성들이 바꿔야 할, 또 찾아야 할 동안 메이크업 방법과 가장 우아해 보이는 얼굴 만드는 방법을 알아보자.

2 / make-up

동안의 제 1원칙,
피부 표현

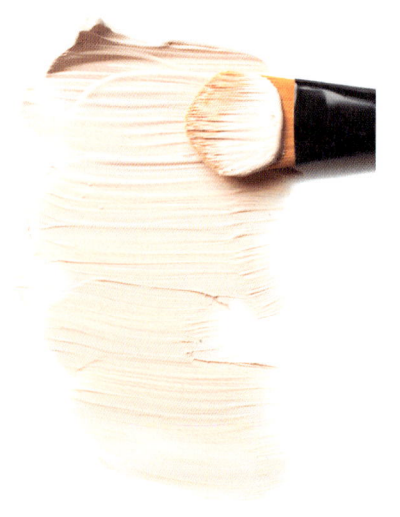

01
젊고 어린
피부를 만드는
베이스 메이크업

+

윤광, 빛광 내는 틴티드 모이스처라이저

선블록, 프라이머, 메이크업 베이스 제품은 함께 쓰면 피부 톤이 탁해지고 화장이 두꺼워지며 심하면 밀리게 된다. 이제 붉은 피부엔 그린을 바르라는 등 피부색을 잡아주던 메이크업 베이스의 시대는 갔다. 요즘 출시되는 메이크업 베이스들은 피부 톤 보정뿐 아니라 피부결을 고르게 하고, 모공이나 주름을 커버하는 등의 멀티 기능을 가진 제품이 많다. 특히 피부의 윤기를 살려주는 베이스 제품은 윤광, 빛광 메이크업을 하기 위한 일등공신. 로라 메르시에의 틴티드 모이스처라이저나 맥의 스트로브 크림 등이 그 예다. 파운데이션을 바르기 전, 선크림을 바른 후에 소량을 얼굴의 튀어나온 부위에 발라주면 자연스럽게 빛나는 느낌을 낼 수 있다. 바를 때는 손끝에 짜서 볼 안쪽에서 바깥쪽으로 밀어내듯 펴 바른다. 얼굴 외곽으로 갈수록 양이 적어지도록 발라야 파운데이션을 덧발랐을 때 얼굴에 입체감이 생긴다. 이마에서 콧등으로 내려오면서 부드럽게 발라주고 콧방울 부위도 검지 손끝을 이용해 꼼꼼하게 바른다. 얼굴의 외곽 부분은 손바닥 전체로 턱을 향해 쓸어 내리듯 부드럽게 발라야 베이스 제품이 고르게 흡수된다.

+

하이라이터

이와 같은 효과를 주는 다른 방법은 파운데이션으로 피부를 잘 커버한 후 크리미한 텍스처의 하이라이트 제품을 T존, 광대뼈 위, 턱 끝, 입술 중앙에 가볍게 터치하듯 발라주는 것. 베이스 메이크업 제품을 선택할 때에는 한 가지만 골라 사용해야 한다.

+

프라이머

피부결을 매끈하게 만들고 싶으면 프라이머를 고른다. 실크처럼 매끄럽고 윤기 나는 베이스 메이크업의 비밀은 프라이머와 파운데이션의 궁합에 있다. 프라이머는 브러시를 사용해 바르는 것이 효과적. 작은 모공까지 꼼꼼하게 커버하기 쉽다. 프라이머는 얼굴 전체에 바르기보다 얼굴 외곽선, 콧등, 콧방울, 이마 부분에만 가볍게 두드리듯 발라야 후에 파운데이션이 밀리지 않고 자연스럽다. 바르고 난 뒤 피부가 건조하다고 덧바르면 들뜨고 갈라지므로.

02
컨실러,
나이 줄여주는
요술 막대기

컨실러는 스틱형, 리퀴드형, 펜슬 타입 등으로 나눌 수 있다. 여러 가지 타입을 용도에 따라 용이하게 사용할 수 있는데 30대 후반이 넘어가면 촉촉한 리퀴드형과 커버력이 좋은 스틱형을 하나씩 갖춰놓는 게 좋다. 컨실러는 파운데이션 위에 완벽히 흡수돼야 들뜨지 않는다. 잡티나 뽀루지가 도드라지는 곳에 스틱형 컨실러를 살살 펴 바르고 그 위에 파우더를 바른 후 브러시로 털어내고 한 번 더 파우더를 바르면 깔끔해진다.

바르는 부위는 눈가, 입가, 팔자 주름, 코 옆 등 커버하고자 하는 부위. 피부 전체가 환해 보이려면 컨실러를 사용해 얼굴 곳곳의 다크 스팟과 잡티를 가려야 한다. 하지만 결점을 모두 다 가리려다 보면 화장이 두꺼워지기 십상! 눈 밑이나 T존(이마, 콧등 라인), V존(볼, 턱라인)을 중점적으로 커버한다. 눈가는 전용 컨실러를 바르거나 리퀴드 파운데이션과 섞어 바르고, 점이나 기미 등 작은 잡티에는 매트한 타입(펜슬이나 스틱 형)의 제품으로 점을 찍듯 바른 뒤 손가락 끝으로 톡톡 두드린다. 내 피부색과 같은 색상의 커버력 좋은 컨실러 하나와 피부색보다 밝은 화사한 컨실러 하나 정도 있으면 좋다. 파운데이션보다 밝은 색의 컨실러를 T존 부위와 눈 밑에 뭉치지 않게 발라 얼굴 윤곽을 살린다. 원하는 부위마다 밝게, 어둡게 강약을 조절할 수 있어 좋다.

+

다크서클 : 아이 컨실러

화장을 진하게 하지 않을 경우, 진주 펄이 함유되어 빛 반사 효과를 주는 다크서클 전용 아이 크림을 바르면 자연스럽게 눈 주위를 커버할 수 있다. 다크 서클이 심한 사람은 파운데이션을 바르기 전 눈가 전용 아이 컨실러로 눈 밑을 밝게 한 뒤 베이스 메이크업을 시작한다. 수분이 풍부한 크림 타입 컨실러를 다크서클 부위에 바른 후 파운데이션으로 가볍게 두드려주면 깨끗한 피부를 만들 수 있다.

+

눈가 주름 가리는 컨실러

눈가는 아이크림을 발라 촉촉하게 마무리한다. 베이스 메이크업을 하기 전 민감한 눈가에 미리 쿠션 역할을 할 수 있도록 하는 것. 눈가 주름을 커버하려면 컨실러를 최대한 적게 덜어 얇게 펴 바른다. 매트한 스틱 타입 대신 촉촉한 리퀴드 타입을 얇게 펴 바른 후 주름이 있는 부위에 한 번 더 발라 결점을 커버한다.

03
동안 만드는
블러셔의 비밀

　지금까지 블러셔를 모르고 살았던 여성이라면 그 뛰어난 효과에 반해버릴 것이다. 진한 화장의 필수품이라 생각했던 블러셔는 이제 색조 화장이라기보다는 피부 베이스 메이크업의 일종으로 생각해야 한다. 붉게 색을 더하는 게 아니라 피부 본연의 색감을 살려주는 것이 바로 블러셔. 칙칙하고 나이 들어 보이는 얼굴 때문에 고민이라면 핑크 블러셔의 힘을 빌려보자.

　먼저 자신의 피부 톤에 맞는 핑크 컬러를 골라야 한다. 하얀 피부는 대부분의 핑크 컬러가 어울리지만 진한 색은 도드라져 보일 수 있으므로 피한다. 노란 피부는 살구색, 까무잡잡한 피부는 코럴 핑크가 무난하다. 크림이나 틴트 타입은 지속력은 좋으나 색상 조절이 어려우므로 자신이 없으면 아예 사용하지 않는 게 낫다. 너무 많이 바를 경우 일명 '불타는 고구마'처럼 보이기 십상. 파우더 타입은 브러시에 묻힌 뒤 손등에서 색감을 조절한 후 볼 중앙부터 얼굴 외곽까지 경계선이 생기지 않도록 주의하며 바른다. 블러셔를 바르기 전 살짝 웃어주면 광대뼈가 튀어나오는데 그 부분에 바르면 어려 보인다.

동안의 제 1원칙, 피부표현

: 윤기 나고 빛나는 아우라 피부 처방전

+

언더 베이스 »

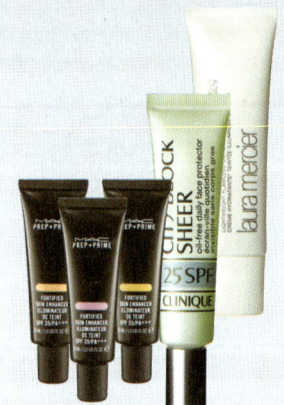

1. 로라베르시에 '틴티드 모이스처라이저' 은은한 광택과 윤기를 더해 생기 있는 피부 표현할 때 사용하는데, 파운데이션의 사용량을 조절하여 두꺼운 느낌이 들지 않도록 하는 게 포인트.

2. 맥 '프렙프라임 포티파이드 스킨 인핸서' 자외선차단효과, 컬러보정, 프라이머 기능까지 한번에 할 수 있는 3 in 1 멀티 프라이머라 여름에 살짝 가볍게 베이스 메이크업할 때 사용한다.

3. 크리니크 '씨티블록 쉬어 SPF25' 은은한 펄 성분이 피부에 윤기를 더해주며 해초추출물이 피지를 지속적으로 제거하여 메이크업을 오랫동안 유지시켜주는데 효과적이다.

+

하이라이터 »

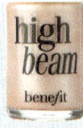

베네피트 '하이빔' 핑크 펄 리퀴드 하이라이터로 모이스처라이저 또는 파운데이션과 섞어 사용하면 얼굴을 화사하게 표현하는데 효과적이다.

+

컨실러 »

1. 메이크업포에버 '하이 데피니션 컨실러' 수분 유지력이 뛰어나 수정 메이크업시 사용하기 편하

고, 사용 후 피부가 고르게 정돈되고 탄력 있어 보이게 해준다.

2. **끌레드뽀보떼 '꼬렉뙤르 릴리프'** 넓어진 모공, 주름, 거칠음 등 피부 고민 부위에 발라 매끄럽고 부드러운 피부결을 완성해주는 컨실러. 또한 피부 건조함과 생활 자외선으로부터 피부를 보호해 주는 역할까지.

+

블러셔 »

슈에무라 '글로우온' 생기 있는 얼굴로 표현해주는 블러셔로 자연스럽게 얼굴의 윤곽을 살려주는데 도움을 준다. 특히 핑크 컬러가 매력적이고 어려 보이는 페이스를 만들어준다.

+

파운데이션 »

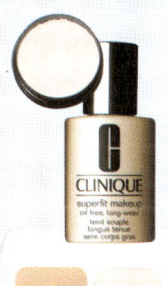

1. **끌레드뽀보떼 '뿌드르 트랑스빠랑뜨'** 파우더가 부드럽고 균일하게 피부에 퍼져, 맑고 투명하게 고운 피부로 마무리하는 루스 파우더.

2. **크리니크 '수퍼 피트 메이크업'** 피지 조절 및 번들거림 방지 기능으로 피부의 수분 밸런스를 유지하고 하루 종일 피부에 상쾌함을 지속시켜 주는 리퀴드 타입 파운데이션. 여름철 메이크업에 추천. 지성 피부라면 1년 내내 사용해도 좋다.

3. **디올 '화이트리빌 UV쉴드 메이크업'** 부드럽고 가벼운 파우더 파운데이션으로 피부를 편안하게 감싸주고 환하게 밝혀준다. 또한 바를 때 마다 얼룩덜룩하고 칙칙해 보이지 않고 밀리거나 뭉침이 적다.

3 / make-up

사용법에 따라
주름을 만들거나
없애주는 파운데이션

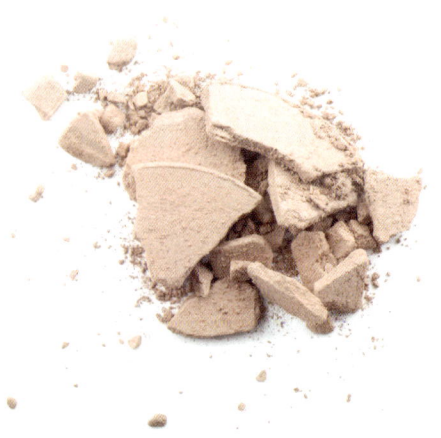

나이 들면 화장하기 가장 까다로운 것이 바로 파운데이션 단계다. 조금이라도 몸 상태가 안 좋으면 바로 표가 난다. 계절이 바뀌거나 찬바람이라도 불면 각질이 일어나고 까칠한 것이 아주 푸석푸석해진다. 파운데이션은 앞 장에서 본 것처럼 피부가 촉촉하고 유·수분의 균형이 잡혀야 잘 스며들어 피부에 착 달라붙는다. 피부 상태를 촉촉하게 '해피'한 상태로 만든 다음 할 일은 나에게 맞는 파운데이션을 골라 결점을 가리면서 최대한 자연스럽게 표현하는 일이다. 파운데이션과 그 친구들을 잘 요리하여 주름을 가리는 탄력 메이크업에 도전해보자. 핵심은 바로 아래 2가지. 피부와 발그레한 볼이 하나가 된 것처럼 표현하는 것이 가장 중요하다.

+

파운데이션 바르기

용기를 손으로 잡고 살짝 흔든다. 바를 때는 얼굴 전체에 똑같은 두께로 바르지 말고 얼굴 중앙은 많이, 이마와 얼굴 외곽은 적게 발라 양 조절을 해준다. 이마는 볼에 비해 유분이 많기 때문에 볼에 바르고 남은 여분의 파운데이션을 발라도 괜찮다. 얼굴 가운데를 기준으로 피부결, 얼굴 근육에 따른 굴곡, 솜털이 난 방향에 맞춰 바른다.

볼은 안쪽에서 바깥쪽으로 펴 바르고 이마는 위쪽을 향해 사선으로 반원을 그려가며 바른다. 인중과 턱 가운데를 중심으로 좌우로 펴 바른 후, 미간에서 콧등으로 내려오면서 발라주고 콧방울 부위도 검지 끝을 이용해 꼼꼼히 바른다. 가리고 싶은 부위는 얇게 여러 번 덧발라야 뭉치지 않고 자연스럽다. 다크서클, 잡티 등이 생기기 쉬운 눈 아랫부분에 덧바를 때는 가볍게 두드리듯 발라야 메이크업이 두꺼워지지 않는다. 볼살이 없어 광대뼈가 돌출돼 보인다면 원래 피부 톤보다 한 톤 밝은 파운데이션을 볼에 덧발라주어 돌출감을 줄일 수 있다.

+

파우더 바르기

파우더를 바를 때에는 얼굴을 뽀얗게 만드는 게 아니라 번들거림을 잡아준다는 느낌으로 발라야 자연스럽게 마무리된다. 루즈 파우더를 이용하면 소량으로 번들거리는 부분을 보정할 수 있다. 퍼프보다는 브러시를 이용하고, 파우더를 살짝 묻혀 한번 털어낸 뒤 T존 부위를 중심으로 외곽을 향해 털어내듯 바른다. 입꼬리를 올려 웃었을 때 만들어지는 볼의 모양을 따라 관자놀이 지점부터 S자를 그리며 넓고 부드럽게 쓸어준다.

피부가 칙칙한 느낌이 들거나 얼굴이 심하게 부어있는 날엔 파우더를 바른 뒤 하이라이터로 미간과 T존 부위에 포인트를 주면 피부결이 매끈하게 정리되어 얼굴이 입체적으로 마무리되면서 작아 보이는 효과가 있다.

브러시를 활용하자

펄감이 있는 파운데이션을 손으로 바르

● **Base**

피부 표현은 가볍지만 커버력 살려서
잡티나 주름 등을 커버하기 위해 화장을 두껍게 하면 오히려 나이 들어 보인다. 그렇다고 20대처럼 한 듯 안 한 듯 투명 메이크업을 할 수는 없다. 주름과 기미, 모공 등 가릴 부분은 가리고 피부 톤을 자연스럽게 살리는 피부 화장이 중년 여성들을 위한 메이크업 비법. 피부 표면은 살짝 매트하고 피부 속은 촉촉하게 유지해야 화장이 들뜨거나 번들거리지 않고 자연스럽게 윤기가 난다. 커버력이 지나치게 강한 파운데이션을 사용하면 피부 톤이 어두워지고 부자연스러워 나이 들어 보인다.

● **Cheek + Finish**

살짝 어둡게 살짝 홍조 띄게
동안의 조건 중 하나가 바로 혈색이 도는 볼이다. 피치나 핑크 계열 블러셔로 광대뼈를 중심으로 안쪽에서 바깥쪽으로 둥글게 발라 사랑스럽고 혈색 있는 피부를 만든다. 너무 짙거나 옅은 색상의 블러셔를 사용하면 화장이 진해지거나 촌스러워 보이므로 중간 컬러의 핑크 블러셔를 발라 홍조를 띠게 한다. 마지막으로 브라운 컬러의 섀딩 전용 블러셔로 얼굴 라인을 따라 섀딩을 넣어 동그란 얼굴을 만든다. 얼굴 가장자리를 쓸어주듯 안쪽에서 바깥쪽으로 턱 선을 따라 바른다.

면 지문이나 손바닥의 오목한 부분에 제품이 스며들어 시머(shimmer) 효과가 반감된다. 일반적인 리퀴드 파운데이션도 손으로 바르느냐 브러시로 바르느냐에 따라 완성된 베이스의 느낌이 달라진다. 브러시로 펴 바르면 조금 더 매끈하게 피부에 밀착되고 윤기가 살아난다. 트러블이 있거나 모공이 넓고 주름이 심한 경우 펄 파운데이션을 바르면 그 부위의 결점이 도드라져 보일 수 있으므로 제품을 사용하기 전이나 후에 컨실러로 커버한다. 바를 때는 피부 톤보다 약간 밝은 파운데이션을 손등에 덜어낸 후 브러시에 묻혀 볼의 넓은 면적의 중앙부터 시작, 얼굴 외곽을 향해 바른다. 눈 위아래 부분은 크기가 작은 브러시를 사용해 꼼꼼히 펴 바르면 더 효과적. 브러시로 파운데이션을 바른 후에는 손으로 두드리면 안 된다. 브러시로 만들어놓은 피부의 광택을 오래 유지하고 싶다면 얼굴 전체에 메이크업 픽스 스프레이를 뿌려 자연스러운 광택을 유지할 수 있다. 파운데이션 브러시는 브러시 모의 끝 부분이 촉촉해질 정도로 파운데이션을 묻힌 후 이마와 볼 등 넓은 부분은 브러시를 눕혀서, 콧방울과 눈가는 브러시를 직각으로 세워 빠르게 터치하듯 바른다. 크림 타입 컨실러를 바를 때 사용하는 컨실러 브러시의 경우, 브러시 끝에 조금만 묻혀 잡티나 뾰루지 부분에 바른다. 가장자리는 손가락으로 두드려 편다. 뾰루지에 직접 손으로 바르면 미열로 인해 화장이 밀릴 수 있으므로 주의.

때론 파우더를 생략하라

'생얼'이 트렌드로 뜨면서 두껍게 발라지는 파우더는 화장대 위에서 점점 사라지고 있다. 파우더로 허옇게 마무리하면 얼굴이 평면적으로 보이고 주름도 더 도드라져 보이기 쉽다. 밀가루를 한 겹 덮어쓴 듯한 얼굴은 그야말로 늙어 보이는 지름길. 이제 파우더를 생략한 피부 표현에 도전해 보자.

+

파우더리 파운데이션(powdery foundation)

은은한 윤기와 물을 머금은 듯한 광택이 대세라도 여전히 솜털처럼 보송보송한 피부 표현을 원하는 이들이 많다. 이럴 땐 보습 성분이 함유돼 메이크업을 하고 있는 동안에도 피부 수분을 비교적 오래 유지해주는 파우더리 리퀴드 파운데이션만으로 피부 화장을 해보자. 최근 마무리감이 세미 매트한 피부 표현을 해주는 파운데이션이 많이 나왔다. 손등에 발라보면 로션처럼 스며들기보다 쫀득하게 펴 발라져 바로 매트한 느낌을 주는 파운데이션. 이런 파우더리 파운데이션만으로 파우더 없이도 촉촉한 메이크업이 가능하다.

+

콤팩트 파운데이션(compact foundation)

피부색과 커버력, 자외선 차단. 은은한 윤기와 보송보송한 마무리감을 주는 콤팩트 파운데이션. 시중에서 프레스드(pressed) 혹은 팩트(pact)라 불리는 콤팩트 파운데이션은 파우더리하게 마무리되어 파우더를 따로 사용할 필요가 없다. 하지만 건조해지기 쉬우므로 평소 건조함을 많이 느끼는 사람이라면, 수정 화장 시에만 사용하도록. 무엇보다 양 조절이 중요하다. 퍼프를 이용해 손등에서 블렌딩하듯 양을 조절한 다음에 발라야 피부 톤이 투명해진다. 퍼프의 넓은 면적을 이용해 얼굴 외곽 부분을 향해 가볍게 두드리며 바른다.

도자기 피부 만들려면 결점을 커버하자

+

모공이 넓은 피부

모공이 넓은 편이라면 제일 중요한 것은 모공을 가리고 피부를 매끈하게 만들어주는 일이다. 우선 프라이머를 얼굴 전체에 펴 발라 모공을 커버한다. 프라이머를 바를 때는 피부결에 따라 소량을 여러 번에 걸쳐 톡톡 두드리듯 발라준다. 프라이머만으로 커버가 안 될 경우에는 소량의 모공 컨실러를 도드라진 모공 위에 얇게 찍어 발라놓고 살살 펴준다. 사용 시 밀릴 수 있으니 양 조절에 신경써야 한다.

+

기미나 주근깨가 있는 피부

기미나 주근깨가 점점이 퍼져있다면 컨실러를 커버하고 싶은 부위에 점을 찍듯 살짝 찍어 살살 펴 발라준다. 심한 편이 아니라면 컨실러 대신 평소 사용하던 리퀴드 파운데이션이나 콤팩트 파운데이션을 활용하자. 앞에서 말한대로 얼굴 전체에 깨끗하게 펴 바른 후 소량만 브러시에 묻혀 가리고 싶은 부위에 덧발라주면 컨실러 효과를 줄 수 있다. 주근깨나 기미 자국이 넓게 퍼져 있다면 파운데이션을 바른 위에 리퀴드나 스틱 컨실러를 다시 한번 가볍게 덧발라주면 커버할 수 있다.

+

주름이 많은 피부

주름을 완벽하게 감춰주는 화장품은 존재하지 않는다. 주름이 생기는 건 나이 들수록 건조해지

는 피부 때문인데 무엇보다 보습이 중요하다. 피부 상태에 따라 페이스 오일, 수분 크림, 수딩밤

을 사용한다면 주름을 옅어 보이게 할 수 있다. 그 다음 주름이 도드라지는 곳에 리퀴드 타입 컨

실러를 얇고 가볍게 바른다. 좀 더 자연스러운 커버를 원하면 리퀴드 타입 하이라이터와 믹스해

사용하고, 컨실러 커버 전에 프라이머를 살짝 발라도 좋다. 파운데이션으로 가볍게 마무리해 다

른 부위와 차이가 나지 않도록 자연스럽게 커버한다.

피부 표현 용어 정리

빛광 '빛에 따라 피부 톤이 입체적으로 보인다'는 의미.

물광 '수분을 간직한 듯 투명한 피부를 연출한다'는 의미. 스킨케어의 촉촉한 느낌을 강조한다.

윤광 피부가 실크처럼 매끄러운 윤기를 지니되 건조함이 느껴지지는 않을 정도의 '세미 매트'한 느낌. 건강하고 고급스러운 윤기와 광택, 즉 자연스러움이 화장법의 포인트다.

매트(Matt) 번들거림없이 보송보송한 상태의 메이크업

세미 매트 적당히 매트하면서 수분감이 느껴지는 메이크업

텍스처(Texture) VS 포뮬러(Fomula) 텍스처가 '질감'이라면 포뮬러는 내용물의 '형상'을 뜻한다. 립스틱의 시머 글로시, 매트한 질감은 텍스처에 해당된다. 반면 젤, 크림, 리퀴드 등은 파운데이션의 다양한 포뮬러에 속한다.

시머(Shimmer) VS 글로(Glow) 미세한 펄로 인해 은은하게 반짝이는 것이 '시머'라면, 수분이나 유분으로 인해 은은한 광택이 나는 것을 '글로'라고 한다. 베이스 화장품에 자주 사용되는 제품명 가운데 샤이닝(Shining), 루미너스(Luminous), 래디언트(Radiant)라는 단어와 비슷하게 쓰인다.

컬러(Color) VS 셰이드(Shade) 컬러가 '색조'라면 셰이드는 '색조의 명암'을 뜻한다. 한 가지 컬러에도 다양한 셰이드가 있다. 예를 들면 파운데이션은 베이지 컬러지만, 밝은 베이지에서 어두운 베이지까지 다양한 '셰이드'가 있다.

틴트(Tint) 엷게 발색되는 베이스 제품이나 립글로스 등에 사용되는 단어. 립 틴트, 틴티드 모이스처라이저 등이 그 예다. 발랐을 때 과일을 베어문 듯 투명하고 내추럴한 효과를 준다.

뉴트럴(Neutral) 컬러에서 뉴트럴 계열이란, 채도와 명도가 너무 높거나 낮지 않은 가장 무난한 중간 컬러를 말한다.

PA 지수 Protection factor UV-A를 줄여 표기한 PA는 자외선 A의 차단지수를 말한다. PA+는 차단 효과가 있음을 뜻하며 효과는 보통 2~4시간 지속된다. PA++는 보통 4~8시간, PA+++는 8시간 이상을 차단해준다. 하지만 차단 효과가 높을수록 피부 자극이 생길 수 있으므로 주의하자.

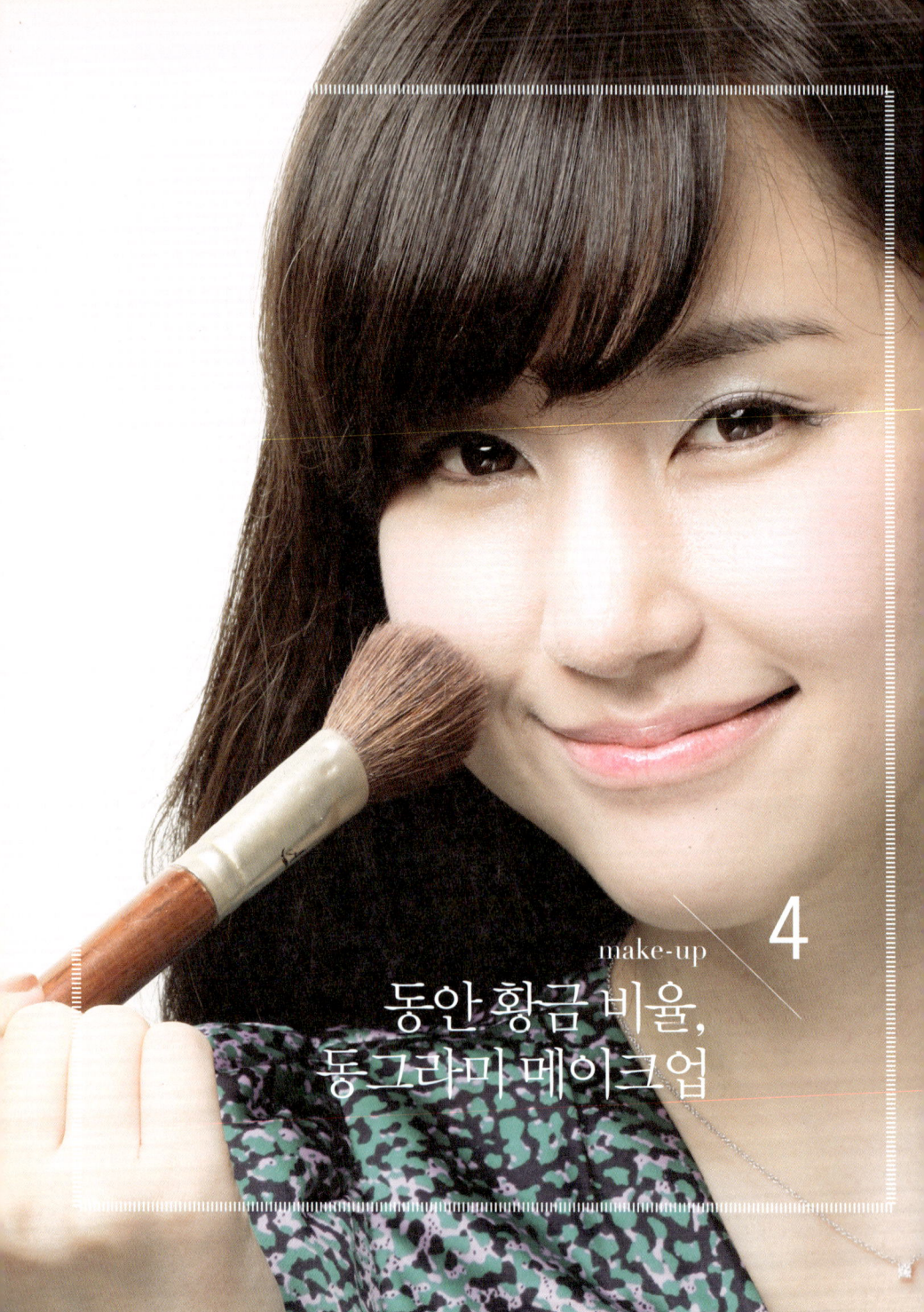

make-up

4

동안 황금 비율,
동그라미 메이크업

동안의 조건, 어려 보이는 황금비율

　연예인들이 인정한 최고의 미인 김희선. 하지만 이제 트렌드는 '완벽한 김희선식 미인형'이 아니라 전지현, 한가인, 이영애, 김희애처럼 어려 보이면서 매력적인 얼굴이다. 성형수술을 할 때도 결국 귀결점은 동안 만들기다. 동안의 조건은 얼굴 부위별 특징에 달려있다.

동안의 조건

1　얼굴을 3등분할 때 중안과 하안이 짧아야 한다.

2　볼살이 통통해야 한다. 볼살은 얼굴의 가로와 세로 비율을 결정하는데 보통 여성의 경우 평균 1:1.30~1.32 정도. 여기에서 가로 비율이 커질수록, 즉 1:1.27 정도면 (약간 둥근 얼굴) 더 어려 보인다. 즉 적당하게 통통한 볼살은 어려 보이고 반대로 볼살이 빠지면 노숙해 보인다.

3　이마가 볼록하고 통통하며 약간 넓은 편이 어려 보인다.

4　광대가 옆으로 튀어나오지 않고 앞쪽으로 약간 볼륨이 있어야 한다.

5　눈두덩이 꺼지지 않고 적당한 볼륨이 필요하다. 퀭한 눈은 나이 들어 보인다.

6　코는 짧고 코끝이 약간 들려 올라가는 것이 아래로 처져있는 것보다 어려 보인다. 명품 코가 유행인 이유.

7　귀는 작고 귓불이 도톰해야 한다.

8　눈은 크고 동그란 모양이 어려 보이며 눈 사이 거리는 좁은 것보다 약간 멀어 보이는 것이 낫다. 눈동자는 검고 커야 어려 보인다.

9　입술 크기는 작고 도톰한 편이 어려 보인다.

위에서도 알 수 있듯, 동안, 일명 베이비 페이스(baby face)는 말 그대로 아기 얼굴에 가까운 얼굴을 말한다. 잡티 없이 맑고 깨끗한 피부, 도톰한 이마, 통통하고 앞으로 모인 느낌의 볼, 동그랗고 큰 눈, 짧은 코, 통통한 입술, 짧은 턱, 작고 둥근 얼굴형 등이 동안의 조건이다.

나이 든 표시가 가장 많이 나타나는 부분이 바로 피부다. 그런데 탄력 없는 피부를 감추려고 진한 화장법을 택하는 여성들이 있다. 진한 메이크업을 하면 답답해 보일 뿐 아니라 늙어 보인다. 눈 화장은 아이섀도를 한 듯 안 한 듯 살짝 한 뒤, 마스카라와 아이라인으로 마무리 해주자. 아이라인을 선명하게 그리면 한결 젊어 보인다. 볼터치를 활용하는 것도 필수다.

이영애의 투명한 피부 톤, 이혜영의 동그란 눈매를 만드는 아이라이너, 김남주의 건강한 피부가 돋보이는 윤광 색조 메이크업에서 힌트를 얻어보자.

동그라미 메이크업

몇 년 전 올리브 TV의 뷰티 프로그램 〈Get it beauty〉 때문에 방송과 사진촬영을 많이 하게 되면서 나는 자주 메이크업을 받게 되었다. 잡지 에디터 시절 만나 알고 지낸 메이크업 아티스트 이꽃님 원장과의 메이크업 실전 테크닉은 그때부터 시작되었다. 에디터로서 화보를 찍으면서 혹은 메이크업을 잘한 연예인들의 얼굴을 보면서 분석 컬럼을 많이 썼던 나는, 직접 메이크업을 받아보면서 놀라운 테크닉의 비밀에 빠져 들었다. 메이크업을 잘하기 위한 중요한 포인트는, 글로 읽었던 화장 이론을 직접 내 얼굴에 해보는 것, 그리고 전문가에게 받아보는 것, 이 2가지다. 누가 메이크업하느냐에 따라 얼굴이 달라지고 더 어려 보이기도, 나이 들어 보이기도 하기 때문이다. 애브뉴 준오의 이꽃님 원장은 단 30분의 터치로 내 얼굴을 7살은 어려 보이게 만든다. TV 화면에서 봐도 스스로 깜짝 놀라는 동안 메이크업 노하우는 뭘까? 바로 어려 보이는 황금비율을 만드는 동그라미 메이크업이다.

30분만에 만드는 동그라미 메이크업

동그라미 모양을 만들 곳은 얼굴형과 눈매, 볼, 코끝, 그리고 입술이다. 동안 여부는 비단 피부 탄력이나 피부 톤 외에도 이목구비의 비율과 모양도 크게 좌우한다. 성형수술을 하지 않더라도 노력에 의해서 5년 어려 보이는 얼굴을 만들 수 있다. 일명 동그라미 화장법인데, 입꼬리와 눈꼬리 모두 동그랗게 보이도록 만들면 된다는 것.

Base

　먼저 파운데이션을 바르기 전 토너, 에센스, SPF데이 크림을 꼼꼼하게 손으로 두드려 흡수시킨다. 피부 보습이 충분해야 파운데이션이 잘 먹기 때문. 파운데이션은 내 얼굴에 넘치지도 모자라지도 않게 양 조절을 하여 2~3분간 두드려 흡수시킨다. 그 다음, 컨실러 브러시로 크림 컨실러를 찍어 약 10분간 얼굴의 커버해야 할 부분에 아주 소량을 톡톡 발라 펴준다(시간이 없을 땐 대충 해달라고 하고 싶을 정도로 하나하나 세심하게 커버한다). 투명 파우더나 내 피부와 같은 계열의 베이지 컬러 파우더를 큰 브러시로 역시 소량씩 발라 마무리한다.

Eyes

　그 다음 공들이는 부분이 아이 메이크업. 여러 색을 발라보았지만 핑크 계열이나 오렌지 계열이 가장 어려 보이는 컬러. 눈두덩에 핑크(코럴, 연한 핑크)나 여러 가지 톤의 오렌지 아이섀도를 눈꼬리가 올라가 보이지 않도록 동그랗게 고루 펴준다. 속눈썹을 들어올려 아이 펜슬로 점막 라인을 따라 눈 모양이 동그랗게 보이도록 그린다. 더욱 동그란 눈매를 만들기 위해 속눈썹이 둥글게 말리도록 바짝 올려준다(나무 막대 끝을 달구어서 하는 속눈썹 파마는 좀 위험해 보이긴 하지만 마스카라가 뭉치지 않고 완벽하게 올라가서 대만족!). 컬한 속눈썹을 따라 마스카라를 바르고 다시 한번 뷰러로 집어서 완성.

+

Blusher

볼터치는 어려 보이는 메이크업의 필수 아이템. 핑크나 오렌지 계열의 블러셔를 브러시에 찍어 눈 아래 광대뼈 부분에 동그랗게 펴 바른다. 이때 볼이 얼굴 앞쪽으로 돌출되어 보이도록 바르는 게 중요하다. 광대뼈가 옆으로 나오게 되면 더 나이 들어 보이기 때문.

+

Lips

줄리아 로버츠처럼 옆으로 긴 입술보다 송혜교나 고소영처럼 도톰한 편이 더 어려 보인다. 여기에 착안, 입술에 생기를 주는 오렌지나 핑크빛 립글로스를 바른 후 입술 중앙에 조금 더 짙은 색을 덧발라 입술 역시 앞쪽으로 돌출되어 보이게 한다. 펜슬 타입 컨실러로 입술 가장자리를 따라 입술 모양을 둥글게 수정해주면 더욱 도톰하고 탐스러운 입술을 만들 수 있다.

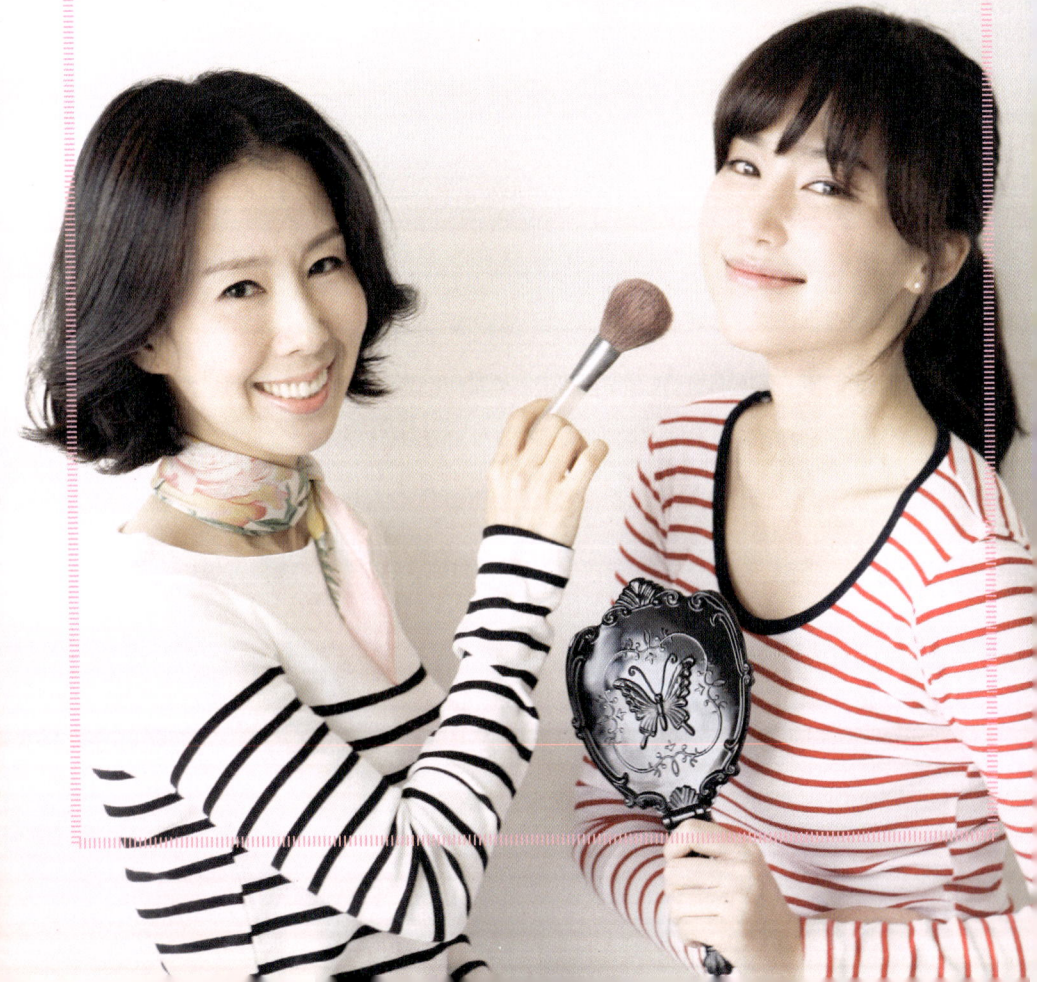

5 / make-up

내 얼굴 선을
살리는 성형 메이크업

눈썹 모양이 얼굴을 바꾼다

나와 친하게 지내는 어느 배우의 생얼을 본 적이 있다. 잠깐의 티 타임이었던지라 비비 크림마저 바르지 않고 나온 그녀의 맨 얼굴은 아직 젊어서인지 깨끗했다. 특히 잘 다듬어진 눈썹이 예뻤는데 자세히 보니 눈썹 문신을 정말 티 나지 않게 잘 해놓은 것이었다.

"언니, 눈썹만 잘 그려도 얼굴이 달라 보여. 그런데 잘 그리는 사람이 많지 않아."

정말 그렇다. 여러 미용실을 다녀보면 메이크업 아티스트에 따라 화장하는 방법이 다 다르다는 것을 알 수 있다. 특히 눈썹이 가장 차이 난다. 눈썹이 너무 진하거나 옅거나 혹은 길거나 하면 인상이 강해 보이거나 얼굴이 커 보이기도 한다. 그래서 그녀는 자신에게 가장 잘 어울리는 모양을 찾아 눈썹 문신을 했다고 한다. 사람의 첫인상은 눈썹에서 결정된다는 말을 고스란히 체험한 것이다. 아름답게 정돈된 눈썹은 이미지에 큰 영향을 미친다. 눈썹의 전체적인 형태를 잘 잡아준 다음 조금만 색을 더해 빈 곳을 채우면 그리 어렵지 않다. 눈썹은 자기 눈썹 모양을 살리고 약간의 깊이만 주는 것이 자연스럽다. 펜슬로 처음부터 끝까지 도화지 위에 그림 그리듯 하는 방법은 눈썹이 굉장히 진해질 뿐 아니라 억세 보이는 아줌마 화장이 된다. 펜슬로는 눈썹 끝의 형태만 살짝 잡는다. 머리카락 색과 어울리는 섀도와 눈썹용 브러시, 그리고 스크류 브러시로 빗어서 결을 살린다. 똑똑한 눈썹용 제품을 선택하면 쉽게 전문가처럼 그릴 수 있다.

눈을 커 보이게 만드는 아이라이너

커다랗고 깊이 있는 눈매는 모든 여성들의 희망사항. 하지만 두꺼운 아이라인과 떡진 속눈썹은 나이 들어 보일 뿐 아니라 좋지 않은 인상을 만든다. 내추럴한 메이크업을 할 땐 아이라인 펜슬로 눈 점막 윗부분만 채워주는 일명 '심은하 화장법'을 추천한다. 눈을 뜨면 아이라인을 그린 부분은 보이지 않지만 왠지 눈이 크고 또렷해 보인다. 리퀴드 아이라이너로 그릴 때는 눈두덩 중간 부분이 너무 높이 올라가지 않도록 주의. 최대한 속눈썹 안쪽 부분으로 꼼꼼히 그리되 속눈썹 사이사이를 메워준다고 생각하고 해야 한다. 아이라인을 그릴 때 눈 안쪽은 가장 얇게, 바깥쪽으로 갈수록 두껍게 그려야 눈매가 매력적으로 연출된다. 간혹 눈 앞머리를 지나치게 신경 써 두껍게 그리는데 자칫 피에로처럼 우스꽝스러워 보일 수 있으니 주의한다. 또 눈 위와 아래의 바깥 라인이 자연스레 연결돼야 눈이 커 보인다. 만나지 않고 끊어지는 느낌이 들면 눈이 작고 어색해 보일 수 있으니 주의한다.

인형 속눈썹으로 둥근 눈매 연출

인형 같은 눈매를 만들고 싶다면 인조 속눈썹을 붙이면 되지만 쉽지 않고 번거로운 일이다. 마스카라로 연출하는 것보다 더 큰 효과를 내고 싶다면 속눈썹 연장 시술을 추천한다. 속눈썹 연장 시술은 눈썹이 길어 보이면서 자연스럽게 말려 올라가 풍성하고 인형 같은 눈매를 완성할 수 있다. 짧고 처진 속눈썹이라면 속눈썹 파마를 먼저 하고 연장 시술을 해야 효과를 볼 수 있다.

시술이 아닌 나만의 인형 속눈썹 연출 비법을 설명해 보겠다. 완전히 처진 눈썹은 시중에서 파는 눈썹 고데기로는 잘 올라가질 않는다. 그래서 마스카라를 다 쓰고 난 솔을 이용한다. 먼저 솔을 마스카라 심만(쇠 부분만) 남을 때까지 태운다. 뷰러로 뿌리 부분만 3번 정도 바짝 집어주면 속눈썹이 일자로 뻗는다. 마스카라 심만 남은 솔의 끝 부분을 라이터로 약 5~10초 달군 다음 입으로 몇 번 불어 식힌다. 쇠심 부분을 눈썹에 갖다 대고 눈썹 뿌리에서 약간 떨어진 밑 부분부터 컬을 만들듯 둥글게 쓸어 올려준다.

마스카라로 동안 눈매 만들기

마스카라는 아이래시 컬러(eyelash curler)와의 궁합이 중요하다. 뷰러라고도 불리는 아이래시 컬러는 속눈썹 연출에 없어서는 안 될 필수

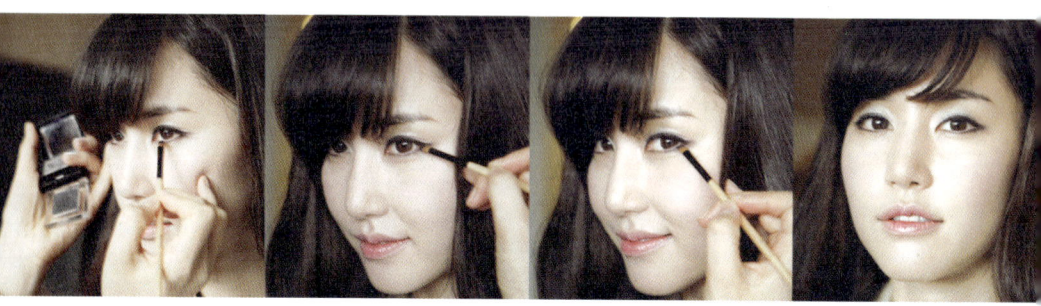

도구다. 플라스틱 소재보다는 손가락 힘을 잘 전달할 수 있는 스틸 소재를 고르는 게 좋다. 또 속눈썹 뿌리를 자극하지 않고 부드럽게 올려줄 수 있게 고무 패킹이 있는 제품이 좋다. 눈을 아래로 뜬 상태에서 한 손으로 눈꺼풀을 살짝 들어 올려 아이래시 컬러로 최대한 속눈썹 안쪽에서부터 집어 올린다. 속눈썹을 뿌리-중간-끝 세 차례로 나누어 집어주면 드라마틱하게 올라간 속눈썹을 완성할 수 있다.

마스카라를 바른 뒤에 유난히 짧은 속눈썹이나 브러시가 잘 닿지 않는 눈 안쪽 부분은 마스카라를 길게 세로로 세워 꼼꼼히 바르면 완벽한 눈매를 만들 수 있다. 또 마스카라 액이 다 말라 더 이상 쓸 수 없다면 눈썹 결을 정돈할 때 활용해보자. 탄력 있는 브러시 솔이 눈썹 결을 한 올 한 올 살려주고 살짝 남아 있는 마스카라 액이 선명한 눈썹을 만들어준다.

눈을 감아도 아름다운 눈화장

눈화장을 할 때는 거울에 비친 자신의 눈꺼풀 모양만 보고 하게 되지만 정말 잘된 메이크업이라면 눈을 떴을 때는 물론 감았을 때도 아름다워야 한다. 아이 메이크업을 하는 중간 중간 눈을 감고 자칫 아이섀도가 어색하게 그려지거나 아이라인이 짝짝이로 그려지지 않았는지를 거울을 가까이에 대어가며 확인하는 습관을 잊지 말자.

아이섀도를 발라도 칙칙해진다면 아이 베이스를

나이가 들수록 눈두덩이 푹 꺼지고 눈가가 칙칙해진다. 아이섀도를 바르기 전에 아이 베이스를 발라주면 눈가가 환해져서 동그란 눈매를 만들 수 있다. 아이 베이스는 눈가를 환하게 정돈해주고 포인트 섀도의 발색력을 높여줄 뿐 아니라, 지속력을 높이는 역할도 한다. 아이섀도를 바르기 전에 도톰한 아이섀도 브러시로 눈썹 뼈부터 속눈썹 라인까지 눈두덩 전체에 베이스 컬러를 발라준다. 눈가의 유분을 잡아주어 컬러가 제대로 발색되고 깨끗한 눈매를 만들 수 있다.

얼굴 선 살리는 블러셔 바르기

거울만 보고 정면에서 바르면 어색해지기 쉽다. 특히 지나치게 진한 색을 무심코 턱 선에 긋듯이 바를 수가 있다. 블러셔를 바를 때는 브러시를 부드럽게 움직여서 턱과 목에 경계가 생기지 않게 턱을 들고 옆을 보고 바르자. 지나치게 진한 색보다는 피부색보다 한 톤 어둡거나 목 색과 비슷한 색이 가장 자연스럽다.

이마 양 옆과 가장자리, 광대뼈, 턱 부위 위주로 섀딩 브러시를 사용해 바른다. 경계선이 생기지 않도록 바깥에서부터 안쪽으로 쓸어주듯 바르면 된다.

●Blusher tips

긴 얼굴형

사선으로 볼터치를 하면 더 길어 보이므로 볼에서 귀까지 가로 방향으로 하고 턱에도 반원형으로 섀딩을 넣어 커버해준다. 단 볼 가운데까지 넘어가면 더 길어 보이므로 주의.

광대뼈가 나온 얼굴형

광대뼈 바로 밑 쪽 들어간 부분에 중점을 두면 더 튀어나와 보이므로 튀어나온 볼 뼈 부분을 부드럽게 감싸듯이 사선으로 터치한다.

각진 얼굴형

입꼬리에서 귀 끝까지 45도 각도로 샤프하게 터치한다. 각진 턱 부분은 피부 색깔보다 한 톤 어두운 파우더를 가볍게 발라 커버한다.

하이라이터로
하트 라인 페이스 만들기

가냘픈 V라인 턱 선과 달걀처럼 탱탱한 볼살이 더해진 얼굴형이 바로 하트라인 얼굴이다. 하트라인 얼굴의 가장 큰 장점은 나이를 가늠할 수 없을 만큼 동안으로 보인다는 것. 베이스 메이크업을 매트하게 한 뒤 은은한 펄이 가미된 하이라이터로 눈 밑에 역삼각형을 그려 볼륨감을 살려준다. 자신의 피부 톤보다 한 단계 어두운 블러셔로 턱 라인을 따라 섀딩하고 하이라이터로 턱 중앙을 가볍게 터치해 갸름한 V라인을 만든다. 옅은 핑크색 하이라이터를 이용하여 코 옆 팔자 주름과 반대 모양으로 볼을 감싸듯 바르면 볼륨 있는 볼이 완성된다.

코 선은 짧고 끝만 뾰족하게

코가 길어 보일수록 나이가 많아 보인다. 그럴 땐 코끝보다 약간 짧게 하이라이터를 발라주자. 코 옆의 콧방울 선까지 하이라이터를 바르면 된다. 리퀴드나 크림 형태를 사용할 경우 위에서 아래보다는 아래에서 위로 발라주는 것이 좋다. 하이라이터로 코의 높이를 강조한다. 이마와 이어지는 부분을 두껍게, 코 끝으로 갈수록 가늘어지게 바른다. 코끝에는 콧방울을 나누듯이 누운 8자로 그림자를 넣는다. 코 선에서 눈썹 쪽에는 갈색으로 어둡게 바르고 코 선은 약간 밝은 색으로 바르면 코가 높아 보이는 효과가 난다.

3D 페이스를 만들어주는 메이크업 처방전

+

눈을 커보이게 만드는 비밀병기 »

1. 스킨푸드 '블랙라이스 펜 아이라이너'

쉽고 간편하게 그릴 수 있는 붓펜 타입의 아이라이너로 선명하고

또렷한 눈매를 완성할 수 있다.

2. 베네피트 '빅 뷰티풀 아이즈'

크고 또렷한 눈매를 연출할 수 있도록 도와주는 아이섀도 키트로

이거 하나로 내추럴한 아이홀을 만들어 눈매가 깊어보이게하거나

스모키 메이크업도 가능.

+

마스카라로 동안 눈매 만들기 »

1. 슈에무라 '아이래쉬 컬러'

동양인의 눈매에 맞게 설계된 아이래쉬 컬러는 속눈썹을 한올 한올

올려주어 또렷한 눈매를 만들어준다. 오래 사용해도 처음 그대로의

탄력을 유지하는 제품.

2. 겔랑 '더블매직 마스카라'

2개의 브러시가 양쪽에 달려 있어 속눈썹에 풍성한 볼륨과 코팅의

이중 효과를 준다. 특히 언더라인 마스카라 바르기에 쉽고 효과적이다.

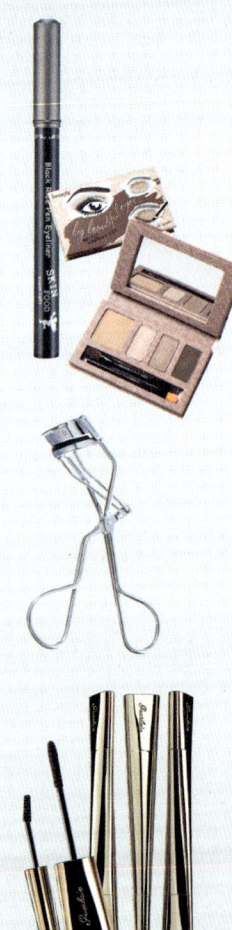

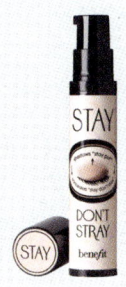

+

아이베이스 »

베네피트 '스테이온스트레이'

눈가 전용 프라이머로 눈꺼풀과 눈밑 모두 사용이 가능하며 아이섀도와 컨실러의

유지력을 높여준다.

+

립스틱 »

1. 크리니크 '하이 임팩트 립컬러 SPF50'

자외선 차단 기능과 함께 선명한 색상이 오래 지속되는 롱 웨어링 립스틱.

아름다운 립 컬러 연출 뿐 아니라 연약한 입술을 가진 사람에게도 효과적.

2. 디올 '하이컬러 립스틱'

선명한 컬러와 반짝임을 동시에 표현하는 립스틱. 입술에 녹아드는 듯한

텍스처가 부드럽다. 촉촉하게 반짝이는 입술로 자연스럽게 표현 가능.

+

피니싱파우더 »

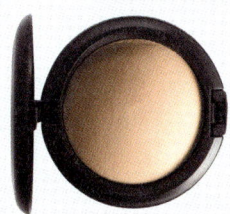

1. 맥 '미네랄라이즈 스킨 피니시 내추럴'

메이크업 마지막 순간에 큰 브러시로 윤곽을 따라 펴 바르면 은은한 펄감으로

입체감있고 자연스러운 피부 연출을 도와준다.

2. 조성아루나 '브론즈 타이트닝 빔'

탄력감과 광택을 부여해주는 하이라이터. 얼굴의 W존(양쪽 광대뼈와 콧대를

잇는)에 브러시로 바르면 입체적이고 탄력 있는 피부톤을 만들 수 있다.

make-up

6

스모키, 누드, 포인트
스타일 메이크업

01
변신하고 싶을 때,
스모키 메이크업

이제 스모키 메이크업은 더 이상 TV에 등장하는 배우나 패션 쇼 모델만의 특별한 메이크업이 아니다. 몇 가지만 주의하면 누구나 스모키 메이크업으로 멋지게 변신할 수 있다.

첫째, 자연스럽게 밝은 피부색을 완성해야 한다. 피부색까지 어두운데 '스모키 아이' 메이크업을 한다면 다크 서클처럼 보일 수도 있다.

둘째, 번지는 것을 두려워하지 말자. 수없이 깜박거리는 눈 위에 어두운 컬러를 칠했으니 번지는 것은 당연하다. 스모키 메이크업은 번진 듯 그윽해 보이는 눈매가 매력적이다.

셋째, 블랙 펜슬과 면봉, 마스카라를 준비한다. 파우더를 발라 유분을 없애준 후, 블랙 펜슬로 눈 위쪽은 속눈썹 위 약 0.5cm 정도 올라오도록, 아래쪽은 속눈썹 사이에만 아이라인을 그린다. 더욱 또렷한 눈매를 원하면 아이라인 위에 블랙 섀도를 덧바르면 된다. 마지막으로 풍성하게 마스카라를 발라주면 퀵 스모키 메이크업이 완성.

스모키 메이크업의 난관은 바로 짙은 컬러를 자연스럽게 연출해야 한다는 점이다. 물론 처음 하면 어색하고 펭귄처럼 퀭한 눈을 만드는 등 시행착오를 겪을 것이다. 하지만 몇 번 시도해 보면 나에게 맞는 컬러와 강약 조절이 가능해진다. 스모키 하면 짙은 그레이와 블랙을 떠올리지만 카키, 퍼플, 브라운 등 다양한 컬러와 펄을 더해 여성스럽고 섹시한 눈매를 표현할 수 있다. 50대 장미희도 감당해낼 만큼 자연스럽고 '에지' 있는 스모키 메이크업 비법 3가지를 소개한다.

카키 스모키

매혹적인 눈매를 완성하는 카키 스모키는 여러 컬러를 사용하기보다 비슷한 계열의 컬러를 섞어 바른다.

1   베이지 컬러의 베이스 섀도를 눈두덩에 발라 발색을 돕고 눈가를 환하게 만들어준다.

2   눈꺼풀 전체에 펄이 없는 골드 브라운 섀도를 발라 자연스럽게 음영을 만든다. 경계선이 생기지 않도록 눈 밑에도 연하게 펴 바르고 연한 카키 섀도를 베이스보다 좁게 쌍꺼풀 라인까지 발라준다. 쌍꺼풀이 없는 경우 아이라인에서 0.2~0.3cm 올라오도록 바르면 된다.

3   눈썹 뼈 부분에 베이스보다 약간 더 환한 아이보리 컬러를 바르면 자연스럽게 하이라이터 효과를 주어 깊은 눈매로 표현된다. 이때 약간의 펄이 들어간 컬러를 선택하면 좋다.

4   섀도를 아이라인처럼 연결해 바른다. 연한 카키 섀도를 자연스럽게 그라데이션 효과가 나도록 바르는 것이 포인트. 언더 라인에도 점막 가까이 섀도를 발라주는 것을 잊지 말자.

마법천자문 (❶~❽ 출시 중)

 Pad $7.99   Tab 8,800원

디지털 마법천자문으로 한자 마법 마스터

1300만부 베스트셀러 마법천자문의 독보적인 한자 학습효과를
이제 아이패드와 갤럭시탭에서도 만나보세요.

Battle Phonics

 Phone/Pad 테마별 $0.99

영어로 배틀하자! Battle Phonics

보고 듣고 말하며 외우면 500개의 아동 수 영단어가 쏙쏙!
네이티브 스피커의 표준 발음과 비교할 수 있어 더욱 알찬 App

느낌표 철학동화 시리즈 (❶~❿)

 Phone $2.99/Pad $3.99

철학 동화! 이제 오감으로 읽는다

책의 재미와 교훈을 그대로! 세계 어린이와 함께 읽는 인터렉티브
철학 그림책. 돈키호테, 양반전 같은 명작을 App으로 만나 보세요.

Read Aloud! 시리즈 (❶~❺ 출시 중)

 Pad $4.99

Play, Sing & Speak! 세계명작 영어동화 시리즈

큰소리로 따라 읽어가며 자연스럽게 춤추고 노래하며 즐겁게
읽고 보고 챈트로 듣는 3단계 영어 학습프로그램

키즈랜드

 Phone/Pad $4.99

놀이와 학습을 한번에 끝내는 KidsLand

단어와 숫자, 음악과 미술, 게임의 다섯 가지 분류
4세부터 8세 어린이를 위한 두뇌개발 App

SingingBirds

 Phone $1.99/Pad $2.99

전선 위 새들의 유쾌발랄 연주회 SingingBirds

전깃줄 위에 줄지어 앉아 있는 새들이 널리 알려진 노래 20곡을
6가지 악기 버전으로 연주해 드립니다.

MotherGoose 시리즈 (❶~❿)

 Phone $2.99/Pad $3.99

동화로 이해하고, 노래로 부르는 MotherGoose

영미권 아이들이 자라면서 수없이 반복하여 듣는 마더구스 노래와
동화를 만날 수 있는 App. 즐거운 영어공부가 시작됩니다.

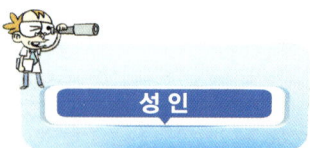

알콩 달콩 경제학 1, 2

 Phone/Pad 각 권 $4.99

만화로 읽는 알콩달콩 경제학!

주식, 펀드, 채권, 부동산에 투자하기 전에 꼭 읽어야 할
『정갑영 교수의 만화로 읽는 알콩달콩 경제학』을 App으로 만난다!

신데렐라의 유리구두는 전략이었다
: 갖고 싶은 남자를 갖는 법

 Phone $4.99

대한민국 NO.1 연애 전문 기자의 실전 연애 어드바이스

2030 남녀 1,000명 이상을 인터뷰한 연애 전문 기자 곽은은이
전하는 성공 연애 전략. 도서 출간 즉시 연애 분야 1위 기록!

에세이 - 나를 위로하는
클래식 이야기 (BGM제공)

 Phone $4.99

클래식 전문가 진화숙이 들려주는 클래식 이야기와 음악

모차르트, 베토벤 등 음악가들의 삶의 이야기를 읽으면서
그 향기가 담겨 있는 음악을 듣는다. 스마트시대 교양 필수 App!

마법천자문

마법천자문

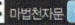

퍼플 스모키

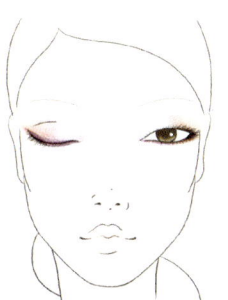

쌍꺼풀 라인을 중심으로 핑크 섀도를 사용해 그라데이션 효과를 준 뒤 아이라인 가까이 퍼플 섀도를 발라 눈에 깊이감을 더한다. 어둡고 무거운 분위기보다는 여성스럽고 그윽한 느낌으로 연출한다.

1   베이스 아이섀도로 눈두덩을 정리하고 핑크 펄 컬러를 눈꺼풀에 전체적으로 펴 바른다. 펄이 들어있는 제품은 넓은 브러시로 발라야 뭉치지 않고 은은한 효과를 낼 수 있다.

2   언더 부분과 포인트 부분에 좀 더 진한 바이올렛 컬러를 전체적으로 넓게 펴 바른다. 언더 부분은 라인을 그리듯 발라야 눈이 커 보이는 효과를 낼 수 있다.

3   뾰족한 브러시로 진한 퍼플 컬러 섀도를 눈 머리 부분과 쌍꺼풀 라인에 발라 포인트를 준다. 푸른 기가 도는 퍼플 섀도를 바르면 좀 더 시크하게 연출할 수 있다.

4   짙은 회색 펜슬로 언더라인을 그려 포인트를 주고 마스카라를 발라 속눈썹을 풍성하게 연출한다.

골드 스모키 메이크업

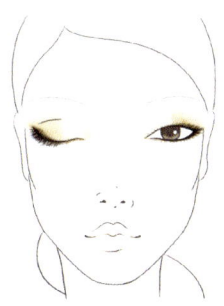

골드 스모키 메이크업은 깨끗한 피부 톤과 깊고 그윽한 눈매가 포인트.

1   골드 펄 섀도를 눈두덩에 바르고 브라운 섀도를 쌍커풀 부위에 덧바른 후 경계가 생기지 않도록 그라데이션 효과를 준다.

2 아이라인을 그릴 때는 먼저 골드 섀도를 속눈썹 가까운 라인에 연하게 발라 번지지 않게 한 다음 속눈썹이 있는 곳까지 꼼꼼히 채워 그린다. 눈꼬리를 올려주는 느낌으로 자신의 눈 크기보다 길게 그리는 것이 요령이다.

3 마스카라는 눈 윗부분뿐만 아니라 눈 밑까지 바르는 것이 포인트. 눈 밑 속눈썹까지 마스카라를 할 경우 눈이 좀 더 커 보이는 효과가 있다.

4 눈매를 강조하는 메이크업이므로 입술은 무채색 계열의 핑크 베이지나 누드 베이지 컬러로 가볍게 발라준다.

02
한 듯 안 한 듯,
살짝 메이크업

40대이지만 여전히 깨끗하면서도 투명하고 하얀 피부를 표현하는 이영애의 누드 메이크업은 동안 메이크업의 교과서라 할 수 있다. 청초하고 단아한 모습이 매력적인 이영애의 메이크업 포인트는 맑은 피부 표현이다. 색조를 최대한 배제하고 투명한 피부 톤에 초점을 맞춘 누드 메이크업 테크닉을 배워보도록 하자 .

+

베이스 » 깨끗한 피부 표현을 위해서 제일 중요한 것은 피부 톤을 조절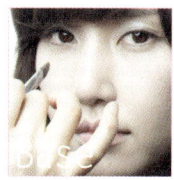
하는 것이다. 자외선 차단 성분이 든 메이크업 베이스를 발라준다. 자신
의 피부 톤과 비슷한 두 가지 색의 파운데이션을 섞어 피부에 얇게 발라
주는데, 손으로 두드려가며 바르고 난 후 다시 브러시나 스펀지로 두드
려 피부에 밀착되도록 한다. 파운데이션이 다 흡수됐다고 느끼면, 한 톤
밝은 파운데이션을 이마와 볼에 발라주고, 어두운 색으로 얼굴에 음영
을 넣어준다.

+

눈 » 색조는 최대한 배제하고 이목구비가 선명하게 보이도록 한다. 눈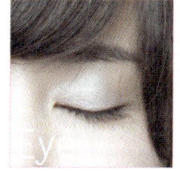
앞쪽에는 핑크빛 섀도를 발라 빛을 주고, 구릿빛 섀도로 눈꼬리를 길게
뽑아 신비감을 순다. 눈썹 뼈 부분은 앞쪽은 베이지, 뒤쪽은 펄 화이트 섀
도로 깨끗함을 강조한다. 아이라인은 속눈썹 사이를 메운다는 느낌으로
최대한 얇게 그리며 마스카라를 꼼꼼하게 발라 깊은 눈매를 표현한다.

+

입술 » 세련된 누드 효과를 위해 글로시한 립 펜슬로 입술 전체를 메운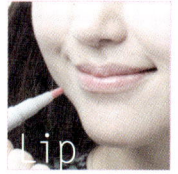
다. 입술 전체에 펜슬이 잘 묻어나면 자연스러움을 유지하면서 립스틱
컬러를 보다 강렬하게 표현할 수 있다. 입술 색과 가까운 색상의 립스틱
으로 자연스러우면서 건강한 입술을 표현하도록 한다. 연한 핑크빛 색상
을 바른 후 윗입술과 아랫입술 중앙에 글로스를 살짝 발라주면 립스틱
이 더 환해진다.

03
시간 없을 때,
입술 포인트
메이크업

급하게 외출을 해야 할 때 립스틱으로 원 포인트 메이크업을 완성해보자. 간단하게 시선을 사로잡는 메이크업 방법이다.

입술 색을 강조하기 위해선 자연스러운 누드 메이크업으로 피부 톤을 정리한 다음 컨실러로 잡티를 커버한다. 레드나 핑크 컬러 립스틱으로 입술을 강조하면 피부가 투명해 보이는 효과를 낼 수 있다. 입술에 포인트를 줄 경우 눈이나 볼 등은 내추럴해야 세련돼 보인다. 레드와 오렌지 컬러 립스틱을 섞어 매트한 느낌이 나도록 발라보자. 눈은 화이트 섀도를 연하게 바른 뒤 블랙 아이라이너로 눈꼬리를 길게 빼서 포인트를 주면 시원해 보인다. 레드 립스틱을 잘못 발랐을 경우, 립 전용 리무버로 수정한 뒤 파우더를 바르고 립스틱을 발라야 지저분해 보이지 않는다. 같은 컬러의 립글로스를 덧바르면 강렬한 인상을 만들 수 있다.

원 포인트 메이크업에서 지켜야 할 점은 반드시 한 가지 컬러만 사용해야 한다는 것. 그리고 눈, 볼, 코 어느 부위를 강조하건 원 포인트 메이크업의 피부 베이스는 완벽하고 깨끗하게 표현해야 한다. 피부가 지저분하다면 레드 립스틱은 포기해야 한다.

04
나이 들어
보이는
문신은 그만

　진한 눈썹 문신은 안타깝게도 아줌마들의 상징이 되었다. 모든 일이 다 그렇지만 아름다움에 관한 한 과욕은 문제를 일으킨다. 진한 눈썹이나 아이라인 문신은 가장 나이 들어 보이는 화장법. 회색이나 검은색이 뚜렷하게 드러나는 문신에는 아예 눈을 돌리지도 말자. 만약 눈썹 숱이 너무 적고 보기 싫게 나있어서 고민이라면 자연스럽게 프린트되는 방식의 문신을 추천한다.

　최근에는 문신이 아닌 반영구 화상이 각광을 받고 있다. 피부 표피층에 시술하므로 진피층에 주입됐던 미용 문신과 다르게 2~5년에 걸쳐 서서히 색이 빠지기 때문에 유행이나 얼굴에 따라 변화를 줄 수 있다. 눈썹의 경우 예전엔 니들이란 문신 기계를 사용하여 눈썹 선을 결정한 후 그 선 안을 모두 채우는 식으로 시술했지만 반영구 눈썹은 뜸을 뜨는 식의 기법으로 가닥가닥 눈썹 선을 그어서 자연스럽게 표현된다. 단, 반영구 문신도 시술의 일종이므로 찜질방 등 검증되지 않고 책임도 지지 못할 장소에서 받으면 안 된다.

7 / make-up

립스틱; 나에게
맞는컬러 선택법

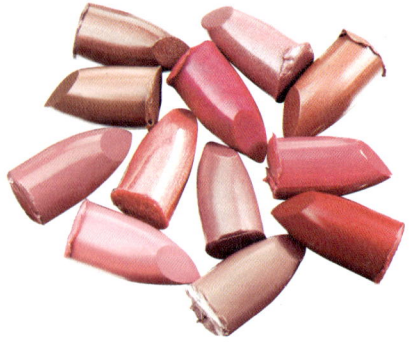

유행 덜 타는 기본 립스틱 컬러는?

+

브라운 핑크

브라운 핑크는 어떤 피부 톤에나 잘 어울리는 립스틱 컬러다. 부드러운 느낌의 브라운과 생기발

랄한 핑크가 어우러져 여성스러운 메이크업이나 이지적인 메이크업을 둘 다 소화할 수 있다. 평

상시는 물론 화장에 영 소질이 없는 사람도 무난하게 사용할 수 있는 데다가 유행을 타지 않는

컬러라 하나쯤은 가지고 있는 것이 좋다.

+

내추럴 핑크

최근 립스틱 경향은 짙고 매트한 컬러보다는 내추럴하면서 글로시한 핑크 계열의 컬러가 대세

다. 핑크 컬러 입술은 깨끗하게 반짝이는 피부와 어우러져 한층 우아하고 섹시한 분위기를 연출

해준다. 글로시한 립스틱은 가볍고 촉촉한 느낌이면서도 일반 **립글로스**에 비해 지속력이 더 길

어 빨리 지워지지 않는다. 게다가 부드럽고 촉촉한 편이라,

계속 덧발라도 뭉치거나 각질이 일어나지 않는다.

+

클래식 레드

영화에서 볼 수 있는 여주인공의 클래식하면서도 관능적인,

강렬한 레드 립스틱은 평소에 바르기엔 부담스럽기 때문에 조금 특별한 날에 시도해보자. 레드

립스틱을 바를 때의 메이크업 팁이 있다면 피부 톤은 한 톤 밝은 컬러를 사용해 창백하게 표현하

고 섀도는 아예 하지 않거나 뉴트럴(중간색) 계열에서 벗어나면 안 된다는 것이다. 붉거나 노란

피부, 어두운 피부색을 가진 사람이 피부 톤을 보정하지 않고 레드 립스틱을 바르면 소위 말하

는 '아줌마 화장'에 가깝게 된다. 레드 립스틱을 바를 때 지나친 펄이나 원색의 컬러 섀도를 함께 바르면 '밤무대 화장' 취급을 받을 수 있으니 주의할 것.

피부 톤에 맞는 컬러 선택법

+

어두운 피부에는 내추럴 컬러 계열

피부색보다 한 톤 밝은 자연스러운 베이지나 연한 핑크 계열의 컬러를 사용한다. 립스틱은 손가락으로 톡톡 두드리듯 바르는 것이 포인트다. 립 라인이 예쁘지 않다면 립 라이너 대신 컨실러로 아웃라인을 잡아준다. 촉촉하고 윤기 나는 질감의 립스틱을 발랐을 때 베이스 메이크업이 너무 매트하면 입술만 도드라져 보일 수 있으니 리퀴드 타입의 파운데이션이나 윤기를 주는 하이라이터를 발라 촉촉한 느낌을 유지한다. 바르기 전에 립 컨디셔너나 세럼을 함께 사용하면 컬러가 오랫동안 지속될 수 있다.

+

노란 피부에는 베이지&핑크 톤

피부 톤이 노랗다면 베이지 아이섀도나 연한 톤의 핑크 블러셔만 바르고 립스틱으로 포인트를 주자. 펄이 들어간 립스틱은 피하고, 색감이 최대한 자제된 누드 톤이 살짝 섞인 핑크 립스틱을 바르면 피부 톤과 함께 안정된 느낌을 줄 수 있다. 비슷한 계열의 핑크색 립 라이너 펜슬로 립 라인을 살려주면 립스틱을 깔끔하게 바를 수 있다. 라인을 그린 다음, 그 위에 브러시로 입술 안쪽으로 얇게 펴 바르고 아랫입술 중앙에 립글로스를 덧발라주면 어려 보인다. 트루 레드는 누런 얼굴을 더욱 강조하여 촌스러워 보일 수 있으니 피하도록 하자. 핑크색 블러셔로 생기를 주면 더욱 화사해진다.

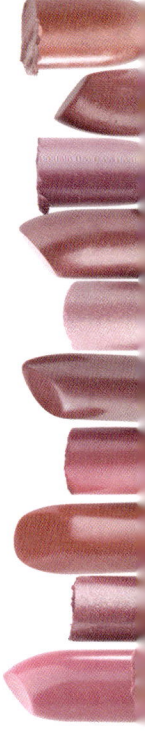

+

붉은 기가 도는 피부라면 붉은 계열은 피하자

50대 이후 폐경기에 이르면 얼굴에 열이 나고 보기 좋지 않은 홍조를 띠게 된다. 따라서 핑크색 아이섀도나 블러셔를 사용하면 홍조를 강조할 수 있으므로 주의. 레드 립스틱이나 붉은 기가 도는 퍼플, 와인 컬러 등도 피하는 것이 좋다. 대신 피부 보정을 위한 컨실러에 집중하고 베이지, 브라운 립스틱을 바르자. 아이섀도를 바른다면 그레이, 카키 톤이 무난하다.

+

하얀 피부에는 밝고 화사한 컬러

모든 컬러가 잘 어울리는 하얀 피부. 밝은 피부 톤을 유지하면서 핑크 톤 립스틱과 아이라인만 그리는 메이크업이 어려 보인다. 립밤을 바른 다음 손가락에 립스틱을 묻혀 입술에 톡톡 두드리듯 바르면 촉촉하고 자연스러워 보인다. 립 라인을 그려 립스틱이 입술 바깥으로 번지지 않으면서도 입술 모양이 돋보이게 하도록.

+

칙칙한 피부에는 내추럴 핑크&오렌지

칙칙한 피부 톤은 무엇보다 피부에 생기를 넣어주는 것이 가장 중요하다. 파운데이션은 피부 톤보다 한 톤 밝은 것으로 선택하고 얇게 펴 발라준다. 로맨틱한 생동감을 연출하기엔 핑크가 제격이다. 가벼운 윤기가 흐르는 립스틱을 활용한다. 입술은 누드 계열보다는 밝은 핑크나 오렌지 톤을 바르면 인상이 또렷해 보인다.

style aging

Chapter. 3

스타일 에이징

패션·헤어·향수

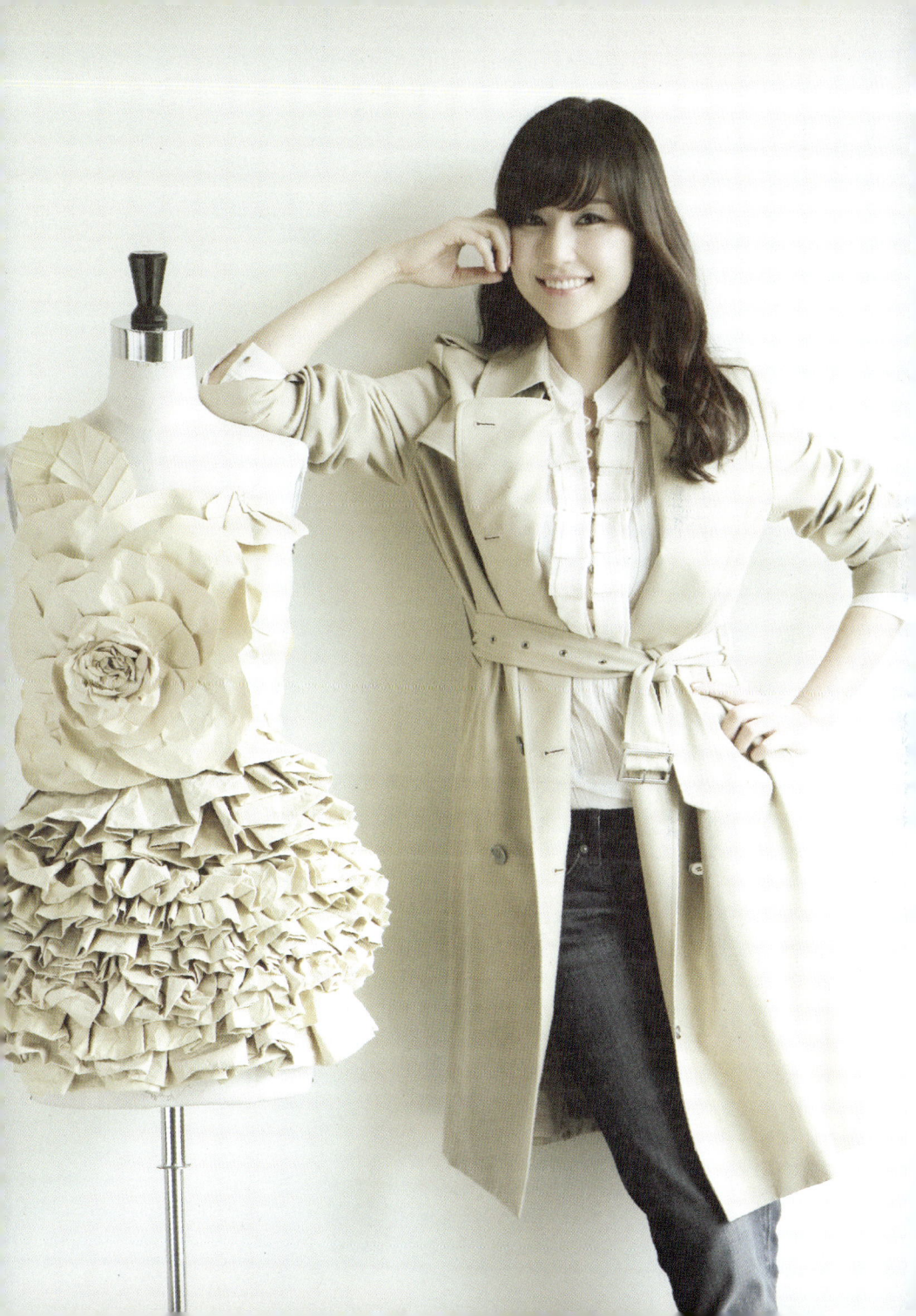

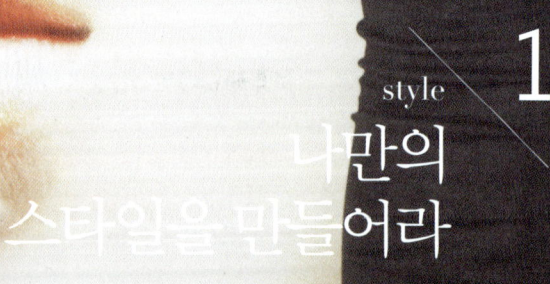

style 1

나만의
스타일을 만들어라

40대, 50대가 넘어가면 여성들의 패션은 상극을 달린다. 진한 화장에 엉덩이를 덮는 투피스를 입거나 골프 패션을 즐기는 '마담파'와 야구 모자에 스터드(징) 박힌 진, 일러스트가 그려진 티셔츠나 집에서나 입을 것 같은 옷을 입는 '막옷파'가 그것이다. '나 나이 든 여자야'를 강조한 옷차림이나 아직 20대로 보이고 싶은 옷차림은 이 나이대 여성들의 아름다움을 반감시킨다. 한마디로 입는 이도 보는 이도 불편해지는 것.

나이가 들수록 우아함을 잊지 말아야 한다. 40, 50대라도 가죽 재킷을 입거나 야구 모자를 쓰지 말란 법은 없다. 다만, 그런 옷차림을 할 기회가 줄어들고 코디네이션이 달라질 뿐이다. 20대에 미니 스커트에 가죽 재킷을 입었다면 40대엔 H라인 원피스나 펜슬 스커트에 가죽 재킷을 매치하여 시크하게 연출하면 된다. 단순히 유행을 좇거나 늘 입는 옷을 고수할 것이 아니라 나도 편하고 보는 사람도 편한 나이대별 스타일 전략이 필요하다.

30대, 나의 스타일을 찾아라

30대는 여자로서의 아름다움이 성숙해가는 시기다. 따라서 스타일도 자리를 잡아가기 시작한다. 이 시기에는 20대의 스타일 실험기를 거쳤기 때문에 이제 나에게 잘 어울리는 스타일과 그렇지 않은 스타일을 구분할 줄 알아야 한다. 그렇다고 지나치게 스타일에 제한을 둘 필요는 없다. 기본적으로 심플한 스타일에 액세서리로 포인트를 주거나 믹스 & 매치로 세미 정장 스타일을 하는 게 좋다. 정장은 기본 디자인에 리본, 바이어스테이핑, 주름, 포켓 등이 세련되게 처리된 옷이 어리면서도 세련돼 보인다. 캐주얼은 청바지, 카고 팬츠, 스키니 팬츠 등을 세미 정장 느낌으로 입으면 젊게 연출할 수 있다. 30대는 또 양보다 질을 따지기 시작해야 하는 시기다. 자주 입는 기본 아이템은 20대보다 좋은 것으로 장만하고 트렌디한 아이템은 싸게 여러 벌 구입해 믹스매치한다. 너무 전형적인 가방이나 정장보다는 동대문표 옷에 명품 백을 매치할 줄 아는 열린 감각이 필요하다. 캐시미어 니트, 코트, 퍼 아이템, 구두, 가방 등은 고급스러운 것을 선택하는 게 좋다.

40대, 고급스럽고 심플하게 입어라

50대에도 정상의 패셔니스타 자리를 유지하고 있는 배우 장미희. 어느 신문 기사에서 "40대에 찾은 내 스타일은 디자이너의 실험 정신이 살아있는 디자인을 요란하지 않게 입는 것"이라는 말을 읽은 적이 있다. 그녀는 코디하기 쉽지 않은 아방가르드한 옷을 자신의 이미지에 맞게 잘 선택한다. 튀는 디자인이라면 어두운 색상을 선택하고 대신 구두와 가방은 클래식한 제품으로 선택하는 식. 자신의 시그니처 스타일을 40대에 찾았지만, 20대 스타들에게 전혀 뒤떨어지지 않는 우아하고 시크한 매력을 뽐내는 장미희처럼 40대라도 늘 스타일에 대한 관심이 필요하다.

40대는 신체 변화가 많이 생기는 연령대로 젊고 우아한 이미지 연출이 필요하다. 정장은 파스텔 톤이나 깊이 있는 색깔 등 세련되고 간결한 디자인으로, 소재는 고급스러운 것으로 고른다. 정형화된 세트 정장보다는 상하의를 자유롭게 매치하는 세미 정장이 젊고 세련돼 보인다. 단, 체형의 단점을 두드러지게 하는 꽉 끼는 바지는 피하도록. 목걸이 · 팔찌 · 반지를 세트로 착용하면 나이 들어 보이므로 깔끔하고 독특한 디자인의 코스튬 주얼리나 패션 주얼리를 활용하는 것도 좋다. 트렌드도 무시해서는 안 된다. 전체 의상의 30%는 트렌드를 반영하는 것이 좋다. 단순한 라인의 정장을 입었다면 시폰 블라우스에 화려한 벨트나 가방을 매치한다. 구두와 가방은 30대 때보다 클래식한 분위기가 좋다. 퍼 소재 베스트와 미니멀한 재킷, 펜슬 스커트 등으로 코디한 뒤 클래식한 가방, 비비드 컬러 펌프스, 볼드한 액세서리로 포인트를 준다.

50대부터는 여성스러움을 최대한 살려라

50대는 스타일이 곧 얼굴이다. 따라서 우아하면서도 편안한 이미지를 연출할 필요가 있다. 저렴한 옷 여러 벌보다 한 벌이라도 좋은 옷을 갖춰놓고 입자. 정장은 무채색을 기본으로 한 가지 컬러로 포인트를 주어 생동감을 살리고 고급스러운 소재를 택한다. 디테일이 많지 않고 심플한 디자인이 좋다. 나이가 들수록 옷은 심플하게 입되 주얼리로 포인트를 주는 게 좋다. 작은 것 여러 개보다는 큰 사이즈의 주얼리 한두 개로 포인트를 주어야 고급스럽고 우아해 보인다. 옷을 입을 땐 윗옷을 안에 넣어 입기보다 밖으로 꺼내 입고 그 위에 자연스럽게 벨트를 매주면 튀어나온 배를 덮어주면서 편안한 옷차림이 된다.

그러기 위해선 디자인과 소재가 자연스러워야 한다. 디자인은 단순하나 캐시미어, 실크 등 고급스러운 천연 소재가 좋다. 또한 50대 이후부터는 겉옷만큼 속옷을 제대로 갖춰 입어야 한다. 상체보다 하체가 빈약하고, 허리와 엉덩이가 굵은 다이아몬드 체형이 많기 때문에 속옷을 잘 갖춰 입으면 옷맵시가 살아나 활기차 보인다. 화려한 속옷이나 핸드백과 구두, 보석으로 여성스러움과 섹시함을 표현해서 생기 있는 스타일을 만드는 것이 중요하다.

누구누구처럼… 따라 하지 않기

항신혜의 미니 스커트를 입는다고 20대처럼, 오드리 헵번의 플랫 슈즈(발레리나 슈즈처럼 둥글고 굽 없는)를 신는다고 청순 가련한 여배우처럼 보이는 건 아니다. 배우나 유명인의 멋진 스타일을 참고는 하되 그대로 따라 할 것이 아니라 자신의 장점을 강조하고 단점을 커버하는 자신만의 스타일, 곧 시그니처 스타일을 찾아야 한다. 물론 아무개 하면 떠오르는 스타일을 만든다는 건 쉬운 일이 아니다. 또한 나이 들었다고 해서 좀 튀는 유행 아이템을 무조건 포기하라는 건 아니다. 그렇다면 어떻게 해야 할까?

나는 20대도, 키가 큰 것도, 몸매가 쭉쭉빵빵한 것도 아니다. 먼저 자신의 장단점을 파악한 뒤, 이미지와 취향에 맞는 옷을 고른다. 스포티한 룩이나 히피 룩, 매니시 룩처럼 강한 스타일보다는 여성스러운 이미지가 잘 어울리는 내 옷장엔 원피스가 종류별, 색상별로 가장 많다. 원피스는 키가 커 보일 뿐 아니라 나리도 길어 보이고 든실한 허벅지나 뱃살을 적당히 감추기에도 좋다. 겨울엔 멋진 재킷이나 코트 속 이너웨어로 제격인 데다 가죽 점퍼, 레깅스와 컬러 스타킹 등으로 캐주얼하게 입을 수도 있다. 그래서 화려한 자리에서도 원피스 하나만 입어도 빛날 수 있는 디테일이나 컬러감이 있는 디자인을 고른다. 가령, 다이안 본 퍼스텐버그(Diane Von Furstenberg)의 저지 소재 원피스는 가슴과 힙 라인을 아름답게 만들어주고 화려한 패턴이나 컬러감이 우아하고 매혹적이다.

그렇다면 패션 아이콘의 시그니처 스타일에서 힌트를 얻는 방법은 무얼까? 오버사이즈 선글라스와 블랙 드레스, 9부 팬츠와 플랫 슈즈 등으로 상징되는 오드리 헵번의 '헵번 룩', 심플한 원피스와 스카프, 진주 목걸이의 재클린 케네디의 '재키 룩'은 30대 이상 여성들의 스타일 바이블과도 같다. 단, 이런 클래식 아이템에 트렌디한 아이템을 믹스매치시킬 것.

나이에 맞는 스타일을 찾는다는 건 스키니진이나 카고 팬츠를 입지 말라는 것이 아니라 어떻게 입느냐를 생각하라는 것이다. 진한 아이라인의 스모키 메이크업을 하지 말라는 것이 아니라 어떻게 자연스럽게 하느냐를 고민하라는 것이다. 패션 아이콘에게서 찾은 아이템중에서 나의 체형과 이미지, 취향에 맞는 디자인을 선택, 스타일링을 완성하는 것이 나이에 맞는 '정답' 스타일이다. 자신의 스타일이 캐주얼하든, 드레시하든, 트렌디하든 잊지 말아야 할 것은 '우아함'이다.

컬러를 두려워하지 말자

내게 가장 잘 어울리면서 피부 톤까지 환하게 밝혀줄 색상을 선택할 것. '중년에겐 원색이 어울린다'거나 '중년이니까 회색을 입어야 한다'는 고정관념을 버려야 한다. 나이가 들면 '초라해 보이기 때문에' 빨간색 재킷을 입고, '주책 맞이 보이기 때문에' 블랙만 고집하는 경우가 많다. 이런 극과 극의 편견을 한 곳으로 모아보면 나이에 맞으면서 세련된 컬러 매치를 할 수 있다. 우선 고급스럽고 우아한 세련미를 표현하기에 좋은 베이지나 그레이 등의 중간 톤 컬러를 메인으로 해서 어울리는 포인트 컬러를 고른다. 컬러 고민에 머리 아프고 싶지 않다면 블랙&화이트를 매치할 것. 성공률 100%다.

스타일 살리는 컬러 매치법
: 컬러를 두려워하지말자

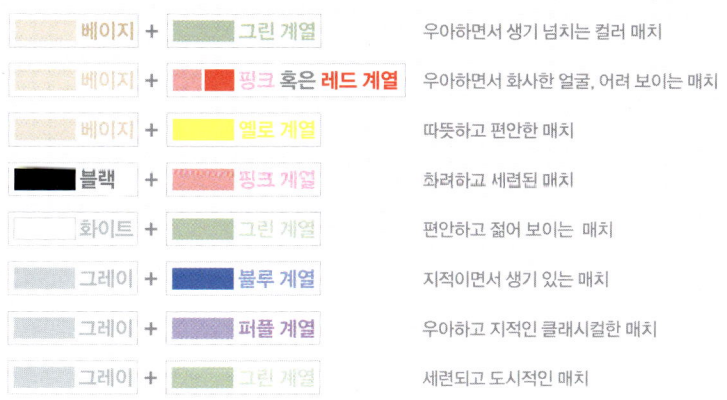

	우아하면서 생기 넘치는 컬러 매치
베이지 + 그린 계열	우아하면서 생기 넘치는 컬러 매치
베이지 + 핑크 혹은 **레드 계열**	우아하면서 화사한 얼굴, 어려 보이는 매치
베이지 + 옐로 계열	따뜻하고 편안한 매치
블랙 + 핑크 계열	차려하고 세련된 매치
화이트 + 그린 계열	편안하고 젊어 보이는 매치
그레이 + 블루 계열	지적이면서 생기 있는 매치
그레이 + 퍼플 계열	우아하고 지적인 클래시컬한 매치
그레이 + 그린 계열	세련되고 도시적인 매치

2 / style

스타일리쉬 아줌마로
거듭나기 위한
스타일 전략 3 Step

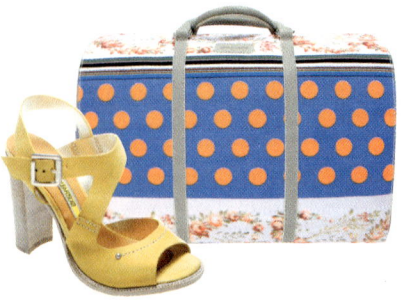

나이가 들어갈수록 잡지를 보고 옷을 사지 않게 된다. 무수히 많은 (또 엄청나게 고가인) 물건들을 보면 그것들을 갖추지 못하는 현실때문에 불만에 가득차게 된다. 매번 신상을 살 필요 없다든가 뱃살이 있어도 키가 작아도 이 옷을 소화할 수 있다는 말은 찾아보기 어렵다. 잡지를 볼 필요 없다는 말은 아니다. 매달 적당한 눈요기와 공부를 마친 후 나만의 스타일을 위해 필요한 것과 그렇지 않은 것을 정비하도록. 이를 위해 쉽고 명확한 스타일 전략 3단계를 공개한다.

Step1.

지피지기면 백전백승
내 '스타일' 나이는 몇 살일까?

Step2.

바꿔라, 그러면 달라질 것이다
아줌마 스타일에서 벗어나 칭찬듣는 나만의 스타일은?

Step3.

트렌드 알았다면?
이제 어색하지 않게 내꺼 만들기

지피지기면
백전백승
내 '스타일' 나이는 몇 살일까?

셀프 테스트

각 항목의 점수를 합한다

	정말 그렇다 (5점)	그렇다 (4점)	보통이다 (3점)	그렇지 않다 (2점)	정말 그렇지 않다 (1점)
1 앞머리가 있는 헤어스타일이다	☐	☐	☐	☐	☐
2 머리에 웨이브가 없거나, 굵은 웨이브이다	☐	☐	☐	☐	☐
3 최대 3개월마다 미용실에 간다	☐	☐	☐	☐	☐
4 1년 동안 구매한 옷이 3개 이상이다	☐	☐	☐	☐	☐
5 투피스는 잘 입지 않는다	☐	☐	☐	☐	☐
6 최신 유행 아이템을 2개 이상 알고 있다	☐	☐	☐	☐	☐
7 주위에서 동안이라는 소리를 종종 듣는다	☐	☐	☐	☐	☐
8 세트 액세서리는 따로따로 사용한다 (세트 액세서리를 함께 사용하지 않는다.)	☐	☐	☐	☐	☐
9 미니 원피스를 갖고 있다	☐	☐	☐	☐	☐
10 레깅스, 플랫슈즈, 헤어밴드 중 2개 이상은 있다	☐	☐	☐	☐	☐
11 옷은 약간 불편한 느낌이 들게 입는 편이다	☐	☐	☐	☐	☐

● **테스트에 대한 답변**

45점 이상 실제보다 5살은 젊어 보이시네요

30점 이상 실제 나이처럼 보입니다

30점 미만 실제 나이보다 5살은 더 들어 보여요

바꿔라,
그러면
달라질 것이다

옷장 속, 버릴 것과 채울 것

　몇 년 전 나는 미니홈피를 통해 지인들과 패션 벼룩시장을 열었다. 대부분의 지인들이 옷과 액세서리를 워낙 좋아하는지라 다양한 아이템이 나왔는데, 참 다행인 것이 나에겐 불필요한 것이 남에게는 필요한 존재로 재탄생된다는 점이었다. 예뻐서 샀지만 너무 딱 붙어서 입기 민망했던 스키니 팬츠는 키 크고 늘씬한 친구에겐 즐겨 입는 옷이 되었고 친구가 버린 빨간색 프린트 쇼퍼 백은 나에게 소중한 친구가 되었다. 대개 여자들은 충동구매를 했거나 살이 쪄서 입지 못하는 옷들을 옷장 안에 꽁꽁 쌓아두고 있는 경우가 많다. 사놓고도 용기가 없어서 못 입거나 살이 빠지기만을 기다리다 보면 정작 옷장 안을 봐도 입을 옷이 없다.

　'왜 옷장을 열어봐도 입을 옷이 없을까'에 대한 답은 옷이 적어서가 아니라 자주 오래 입을 옷이 없어서다. 백화점에서 큰 맘 먹고 산 투피스는 한 달에 한 번 입을까 말까다. 시장에서, 매대에서 충동 구매한 옷들은 몇 번 입으면 후줄근해진다. 유행한다고 산 미니 스커트와 반바지는 민망해서 한 번 입고 처박아두었다. 나이가 들수록 소재가 좋은 옷을 사서 오래 입어야 하는데 정작 지갑은 얇아져서 감당하기가 어렵다.

이런 경험을 해본 사람이라면 자신의 쇼핑 패턴을 점검해봐야 한다. 그리고 버릴 것은 버리고 옷장을 다시 채워 넣어야 한다. 혹자는 2년 지난 옷에 미련을 두지 말고 전부 버리라고 하지만, 난 10년 된 옷을 아직도 입는다. 유행은 돌고 돌기 때문에 한동안 촌스러웠던 옷이 다시 트렌드가 되기도 하기 때문이다. 물론 그 오래된 옷을 잘 매칭할 수 있는 감각이 필수. 그러므로 나의 스타일 지수를 제대로 아는 것이 무엇보다 중요하다.

● style tips

옷장에서 꺼내 버릴 것
목 늘어난 박스 티셔츠, 20대에 어울릴 것 같은 프린트 티셔츠와 미니스커트, 마치 교복처럼 자주 입는 골프 패션, 오래된 정장 투피스, 유행에 뒤떨어진 투박한 구두, 체형의 단점을 드러내는 투박한 코트, 바래고 털 빠진 모피, 무릎이 나오고 펑퍼짐한 엉덩이를 만드는 청바지

옷장 안에 채워 넣을 것
실루엣 예쁜 롱 티셔츠, 심플한 컬러의 레깅스, 캐시미어 니트, 활용도 높은 롱 조끼, 무릎 위로 살짝 올라오는 스커트, 잘 빠진 청바지, 좋은 소재의 심플 화이트 셔츠, 유행 타지 않는 블랙 재킷, 트렌치 코트, 9부 팬츠, 눈길을 사로잡을 멋진 원피스

+

칭찬 듣고 우쭐해지는 아이템은 무엇인가?

옷 잘입는 사람들은 자신의 매력을 가장 잘 드러내는 아이템을 여러 벌(사람에 따라 10~50벌) 가지고 있다. 가령, 모델 중엔 청바지 마니아가 많은데, 늘씬한 다리를 강조해주기 때문에 블랙, 다크 블루, 리얼 블루, 라이트 블루 등 컬러별로, 숏팬츠부터 9부까지 길이별로, 돌체앤가바나에서 트루릴리전까지 디자이너 레이블별로 다양하게 갖춰놓는다. 이렇듯, 자신이 입었을 때 가장

자신감 넘치고 다른 사람들에게 칭찬 듣는 아이템이 무엇인지를 찾는다. 그리고 그 아이템 위주로 다양하게 구비를 하여 스타일링하면 질리지도 않고 쉽게 옷을 입을 것이다. 상의 몇 벌, 하의 몇 벌, 아우터 몇 벌 이런 식으로 개수에 맞춰 공식을 세워놓은 옷장은 스타일링하기도 어려울 뿐더러 지루한 코디를 하게 되기 십상이다.

+

마담 브랜드에서의 쇼핑은 이제 그만~

반드시 나이에 맞춰 브랜드를 고를 필요는 없다. 일명 미시족 브랜드, 마담 브랜드에서만 옷을 사야 하는 건 아니라는 말이다. 칭찬 듣는 아이템을 잘 만들어내는 브랜드가 있을 것이다. 가령, 나의 칭찬받는 아이템인 드레이프 스타일의 저지 소재 원피스를 잘 만드는 곳은 다이안 본 퍼스텐버그다. 미니 원피스나 캐주얼한 티셔츠와 스커트는 자라, 망고에서 고른다. 청바지는 갭이나 트루릴리전이, 시크함이 생명인 재킷이나 셔츠는 내 몸에 꼭 맞는 실루엣을 위해 국내 디자이너에게 맞춰 입는다. 마담 브랜드의 캐주얼은 가격노 내부분 고기인 데다 진정한 캐주얼 디자인이 별로 없기 때문에 그다지 추천하고 싶지 않다. 오히려 20~30대 중저가 브랜드에서 심플하고 베이직한, 내 나이에 맞는 아이템을 고르는 것이 더 저렴하고 스타일리시하게 연출하는 방법임을 기억하자.

한 벌, 세트에서 벗어나라

나이가 들면서 저지르는 실수 중 하나가 머리에서 발끝까지 한 벌 세트로 맞춰 입는 것이다. 투피스, 쓰리 피스로 불리는 스커트나 바지 세트는 포멀한 정장 몇 벌을 제외하곤 되도록 쇼핑 리스트에서 제외시키는 것이 좋다. 그보다 단품 아이템으로 정장이나 한 벌 의상을 스타일링하는 게 낫다. 세트 의상은 다른 옷과 함께 상하의 따로 매치하는 것도 어렵고 공식 행사복으로 전락하여 일년에 몇 번 못 입게 되는 경우가 많기 때문이다.

특히 아줌마 패션의 대표격인 골프 의상을 세트로 입는 것을 피하자. 캐주얼 멋내기 옷이라 생각하여 연출한 골프 패션은 럭셔리하지도, 스타일리시하지도 않다. 때와 장소에 맞지도 않으며, 정말 세련된 골프복을 선택한다고 해도 어려 보이는 스타일 연출을 하기가 어렵다. 단, 가끔 골프 티셔츠나 바지 등을 캐주얼 아이템과 매치하여 입는 것은 좋다. 요점은 골프 패션임을 드러내는 세트복을 평소에 캐주얼하게 입지 말라는 것이다.

주얼리를 고를 때도 이 원칙은 적용된다. 귀고리부터 목걸이, 반지, 팔찌까지 전부 착용하는 것만큼 촌스러운 것도 없다. 옷에 따라 다르겠지만 귀고리와 팔찌, 귀고리와 목걸이, 목걸이와 반지의 매치처럼 2가지 이상 착용하지 않는 것이 세련돼 보인다는 것을 잊지 말자.

잠옷을 벗고 캐주얼을 입어라

최근 많은 30대 이상 여성들이 트렌드에 민감하고 스타일리시해진 건 사실이다. 하지만 아직도 집에서 입는 옷을 외출할 때 입고 나가는 경우가 많다. 편하게 입고 외출하는 게 뭐가 어떠냐고 생각하겠지만,

반드시 차려 입고 나가라는 얘기는 아니다. 옷은 정장보다 캐주얼을 스타일리시하게 입기가 어렵다. 아무 티셔츠에 청바지를 걸치는 것이 캐주얼한 옷차림이라고 생각하면 안 된다. 빛 바랜 티셔츠에 무릎 나온 청바지, 투박한 운동화나 구두는 집 앞에 쓰레기를 내다 버릴 때만 입는다. 집에서 입는 옷과 편한 외출복을 구분하자.

편한 외출복의 대표 주자는 청바지. 청바지는 편할 뿐 아니라 여러 가지 옷과 믹스 매치가 가능하고 가장 젊어 보이는 아이템이다. 그런데 아줌마들은 출산 후 튀어나온 배 때문에 청바지를 포기하거나 체형이 숨김 없이 드러나는 스판 소재에 허리선이 배까지 올라오는 청바지를 입는다. 포기하지 말고 자신에게 가장 잘 어울리는 청바지를 찾아보자. 우선 허리선이 배까지 올라오는 청바지는 전혀 섹시하지 않다. 허리에서 3cm 올라오는 정도로 밑위가 짧은 디자인을 고르는 게 좋다. 뛰는 디자인은 오히려 촌스럽다. 기본 블루진에 몸에 딱 맞는 사이즈를 골라야 나중에 늘어나도 보기 싫지 않다. 청바지에 앞 굽이 두툼한 운동화나 구두를 신으면 100% 아줌마처럼 보인다. 청바지에는 스니커즈나 납작한 플랫 슈즈가 좋고, 조금 더 차려 입을 땐 하이힐을 매치하면 된다. 정장 재킷이나 모피 조끼에 청바지를 입거나, 청바지를 긴 부츠 속에 넣어 입는 것도 젊어 보이면서 맵시가 난다.

멋을 살려주는 티셔츠는 실루엣과 색감에서 결정된다. 면 100% 소재로 몸에 자연스럽게 흐르는 느낌의 것을 고른다. 경쾌해 보이는 스트라이프, 도트 무늬나 심플한 디자인의 컬러 티셔츠도 좋다. 포댓자루 같은 박스 티셔츠는 가장 아줌마스러운 스타일이므로 피하고, 힙선을 살짝 덮는 짧은 길이와 힙을 완전히 덮는 긴 길이의 것을 갖추면 간편하게 멋낼 수 있다. 팔뚝에 자신감이 없다면 민소매는 피하고 적당히 붙는 반소매 라인을 선택하도록. 옷 선택에 자신이 없다면 아예 심플한 화이트나 블랙 티셔츠를 고른다. 단, V네크라인으로 깊게 파인 티셔츠를 톱과 겹쳐 입는다거나 디테일이 독특한 것을 고른다.

때와 장소를 맞춰라

나이가 들면서 더욱 중요해지는 원칙은 'TPO에 맞춰 입으라'는 것이다. 언제 입는 것인지(T-time), 어떤 장소인지(P-place), 어떤 모임인지(O-organization)를 의미하는 TPO를 잘 지킨다면 어렵지 않게 스타일리시하다는 말을 들을 수 있다. 때와 장소와 상황에 맞춰 입는다는 것은 반드시 남에게 보여지는 것만을 의미하진 않는다. 하루 종일 걸어 다녀야 하는데 하이힐을 신었다거나 아이들 선생님을 만나는데 미니 스커트나 애니멀 프린트를 입는 건 본인도 불편하고 보기에도 좋지 않다. 나도 편하고 보는 사람도 편하고 세련돼 보이는 것이 TPO에 맞는 스타일이다.

+

워킹 우먼은 스커트보다 팬츠 » 평소 출근복을 무조건 팬츠로 할 필요는 없다. 단, 프리젠테이션이나 거래처와의 중요 미팅이 있는 날, 여성의 카리스마를 가장 잘 표현할 수 있는 아이템은 팬츠. 스트레이트 형태나 와이드 팬츠에 짧은 재킷이나 셔츠를 입으면 남녀 모두에게 어필할 수 있다. 여기에 셔츠 위로 떨어지는 롱 진주 목걸이로 포인트를 주거나 가죽 빅 백을 매치하면 너무 딱딱하지 않으면서 프로페셔널한 옷차림이 된다.

+

주말 룩엔 청바지 » 청바지는 TPO에 따라 잘만 입으면 '센스 있다'는 얘기를 들을 수 있다. 특히 30대 이후 청바지를 자유자재로 요리할 수 있다는 것은 아가씨 소리를 들을 수 있는 가장 좋은 방법. 편안한 이지 캐주얼로 입으려면 티셔츠나 카디건에 플랫 슈즈가 좋고, 캐시미어 니트나 트렌치 코트, 겨울엔 퍼 코트에 하이힐과 함께 입으면 좀 차려 입고 나가야 할 자리에서도 손색없는 스타일이 된다. 단, 어른을 만나거나 격식을 갖춰야 하는 자리에서 레오퍼드 프린트나 스키니진 등 너무 트렌디한 아이템은 피하는 것이 좋다.

+

친구 모임이나 파티엔 원피스+재킷 » 잘 고른 원피스는 멀티 플레이어다. 겨울이라고 두껍고 긴 소매를 고를 필요는 없다. 사계절 입을 수 있는 슬리브리스 원피스 한 벌을 다용도로 활용하자. 정장으로 연출하고 싶다면 블랙 재킷을 걸치면 되고, 볼드한 큐빅 목걸이나 귀고리가 있다면 원피스 하나로도 파티 룩이 되며 진주 목걸이에 카디건은 좀 참한 모임에, 긴소매 셔츠와 레깅스를 레이어드하면 캐주얼한 모임에도 옷맵시를 낼 수 있다.

트렌드
어색하지 않게,
소화하기

클래식 아이템을 젊고 트렌디하게 입는 법

+

트렌치 코트 » 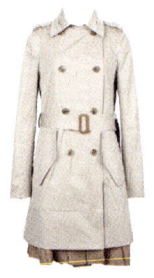 트렌치 코트의 정석은 재클린 캐네디처럼 자연스럽게 칼라를 세우고 허리를 질끈 묶은 베이지 컬러의 기본 스타일. 한 벌로 원피스나 코트 효과를 주기 때문에 스타일링하기 어렵지 않다. 포멀하게 입을 땐 같은 무채색 계열의 이너를 매치하되 복고풍 선글라스와 포인트를 주는 컬러 백과 슈즈를 잊지 말도록. 트렌치 코트가 더 멋져지는 건 캐주얼한 아이템을 만나면서부터다. 스트라이프 티셔츠에 청바지나 9부 팬츠를 입고 쁘띠 스카프와 빅 백을 들면 시크 캐주얼이 된다. 트렌치 코트의 단추를 모두 잠근 후 레깅스나 청바지에 가죽 롱부츠를 신고 머플러를 길게 늘어뜨리면 세련된 겨울 여인이 될 수 있다.

+

화이트 셔츠 » 누가 어떻게 입느냐에 따라 다양한 이미지 워크를 선사하는 화이트 셔츠. 영화 〈미스터&미세스 스미스〉 속 안젤리나 졸리를 섹스 심벌로, 풍성한 풀 스커트와 쁘띠 스카프로 포인트를 준 영화 〈로마의 휴일〉 속 오드리 헵번을 사랑스러운 앤 공주로 변신시키기도 했다. 제멋대로 접혀있는 깃, 접어 올린 소매, 2~3개 풀린 단추 등의 디테일이 시크한 멋을 낼 수 있는 요소다. 청바지에 긴 진주 목걸이를 레이어드하거나 스카프를 늘어뜨려 커리어 우먼처럼 자유롭게, 블랙 팬츠에 카디건으로 지적이게, 9부 팬츠와 플랫 슈즈로 이영애처럼 단아하게. 또는 오드리 헵번의 쁘띠 스카프와 풀 스커트로 오드리 햅번처럼 로맨틱하게 연출할 수 있다.

+

블랙 원피스 ≫ 현대 여성의 유니폼이라 불리는 블랙 미니 드레스. 실용적인 우아함을 추구했던 코

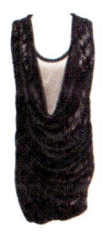

코 샤넬은 20세기 초, 당시 치렁치렁했던 스커트를 발목 위로 과감히 자르고, 몸을 조이는 타이트한 실루엣 대신 활동하기 편하게 루즈한 직선 실루엣으로 디자인했다. 영화 〈티파니에서 아침을〉의 오드리 헵번을 세기의 패션 아이콘으로 만든 것도 바로 리틀 블랙 드레스. 블랙 원피스엔 스카프나 숄. 진주 목걸이 등 액세서리를 최대한 활용한다. 짧은 카디건이나 허리가 잘록한 재킷으로 여성스럽게. 짧은 코트나 재킷으로 복고적인 느낌을 주어도 좋다.

+

캐시미어 니트 ≫ 클래식 스타일의 니트 소재 카디건에 스트레이트 핏의 클래식한

블랙이나 화이트 팬츠를 입고 실크 스카프나 진주 목걸이. 커다란 뱅글 등으로 포인트를 준다. 마치 코코 샤넬처럼! 단색 니트 카디건과 원피스를 매치할 경우 와이드 벨트를 두르면 몸매가 살아나는 동시에 단조롭던 룩도 특별해 보인다.

+

재킷 ≫ 재킷은 유서 깊은 패션 하우스의 시그니처 아이템이라 해도 손색없다. 이브 생 로랑의 르 스

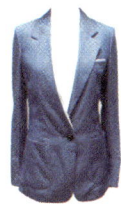

모킹 수트와 디올의 바 재킷, 그리고 샤넬의 트위드 재킷과 발렌시아가의 코쿤 재킷 등 패션 하우스는 저마다 브랜드를 상징하는 대표 재킷을 가지고 있기 때문. 뿐만 아니라 재킷은 작은 디테일 하나로 변화무쌍한 스타일링이 가능한 명민한 아이템이다. 금색 자수의 와펜 장식 하나로 프레피 룩이 되거나 골드 버튼과 견장 디테일로 밀리터리 재킷이 되는 식이다.

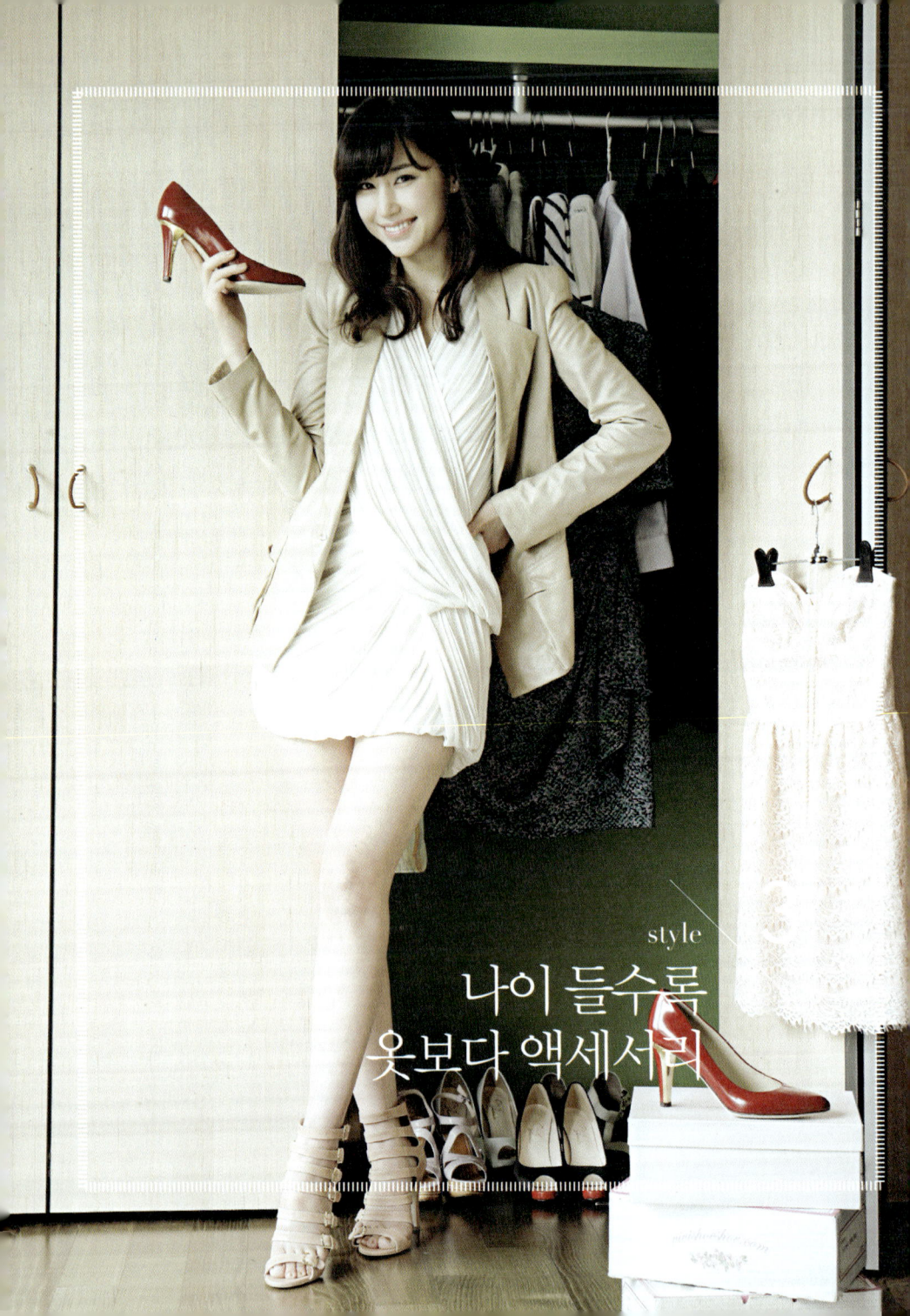

style

나이 들수록
옷보다 액세서리

액세서리 상자는 지루해지기 쉬운 복장에 변화를 주고 똑같은 옷도 새로운 유행 코드로 변신시켜주는 마법 상자다. 시즌마다 지나치게 비싸지 않은 벨트, 스카프, 보석 등을 구입해 액세서리 상자를 채워두면 항상 모던한 옷차림을 연출할 수 있다. 또한 갑작스럽게 약속이나 모임 등이 생길 때를 대비해 늘 가방 속에 가지고 다닐 수 있는 나만의 액세서리 컬렉션이 있는지도 확인해 본다.

나이가 들수록 옷에 컬러를 주는 것보다 스카프·가방·구두 등의 액세서리에서 원색의 화려한 컬러로 포인트를 주는 것이 좋다. 강한 컬러 포인트를 잘 활용하는 방법으로 '얼굴에서 먼 쪽부터, 작은 것에서 큰 것' 순서대로 적용할 것을 조언한다. 구두, 가방, 스카프, 치마, 블라우스, 재킷 순서다. 화사하고 진한 색상일수록 순간 튀어 보일 수는 있지만, 곧 그 화려함에 눌려 얼굴이 칙칙해 보일 수도 있다. 주의할 점은 액세서리의 크기를 확인해야 한다는 것이다. 체격이 작은 사람이 너무 큰 액세서리로 치장하면 체격이 더 왜소해 보이고, 체격이 큰 사람이 너무 작은 액세서리로 치장하면 체격이 더 커 보인다.

01
백&슈즈

크거나 아주 작게, 옷장의 보물 '가방'

가방이 많은 것 같은데 아침마다 들고 나갈 게 없다면? 당신은 백의 리스트업을 다시 해야 한다. 가방 역시 개수가 중요한 게 아니라 '늘 들고 다니는' 것이 필요하다. 캐주얼이나 정장에 우아함을 더해줄 가방 리스트는 다음과 같다.

+

어느 옷에나 무난하게 매치할 수 있는 쇼퍼 백 》 가죽 소재의 쇼퍼 백은 아주 포멀한 정장 외에 어느 옷에나 잘 어울린다. 크기는 넉넉한 사이즈의 빅 백이 세련되어 보이고 웬만한 서류부터 머플러나 카디건, 쇼핑한 물건까지 담을 수 있는 수납의 여왕, 게다가 스타일리시하기까지 하다. 활기차고 젊어 보이는 가방이다. 브라운, 그레이, 베이지 등 모노 톤에 잔잔한 프린트가 있는 디자인이 활용도가 높다.

+

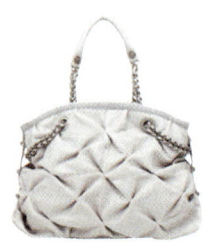

정장과 궁합이 맞는 그립 백이나 숄더 백 》 너무 크지도 작지도 않은 중간 사이즈의 포멀한 가방은 우아하면서 정돈된 느낌을 준다. 손에 들고 다니는 그립 백이나 어깨에 메거나 들고 다닐 수 있는 샤넬 2.55 스타일의 숄더 백은 컬러감이 있거나 보석 장식 등 디테일이 들어간 디자인으로 다소 딱딱해질 수 있는 옷차림에 활력을 줄 수 있는 게 좋다.

+

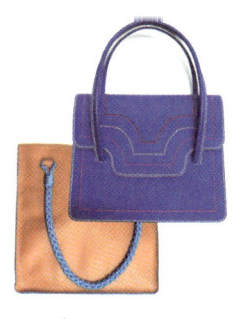

스타일리시한 컬러 가죽 백 >> 중간색 가방이 우아하고 고급스러운 느낌을 준다면 컬러 가방은 스타일리시하고 경쾌해 보인다. 디테일이 살아있는 가죽 소재의 퍼플, 오렌지, 그린 계열의 톡톡 튀는 컬러 백은 블랙 의상에 포인트가 되고 청바지나 캐주얼한 의상을 돋보이게 해준다.

+

특별한 스타일링을 위한 클러치 >> 연예인들의 레드 카펫에서나 볼 수 있는 클러치 백. 손에 들고 다니는 클러치는 모임이나 파티 등에서 특별한 스타일 연출을 하고 싶을 때 우아해 보이는 역할을 하는 1등 공신. 립스틱과 콤팩트, 휴대폰과 작은 지갑만 딱 넣을 수 있는 클러치는 자주 사용할 수는 없지만 특별한 날에 위력을 발휘한다.

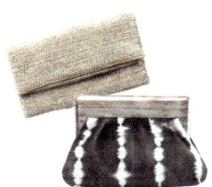

+

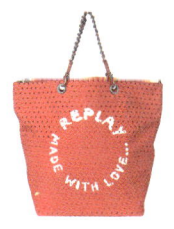

캐주얼 캔버스 백 >> 천이나 합성 섬유 소재의 캔버스 백은 아이와 편하게 외출하거나 공원 산책, 마트에 갈 때 유용하다. 예쁜 그림이나 글자가 적힌 캔버스 백이나 에코 백은 여유롭고 편안해 보이는 스타일을 위해 필요하다.

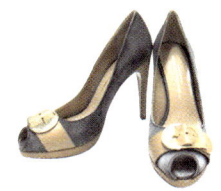

02
여자의 자존심,
하이힐

나이가 들면 하이힐을 기피하게 된다. 하지만 몸이 따라주지 않고 불편하다는 불가피한 이유가 있음에도 여자라면 하이힐을 신어줘야 한다. 하이힐은 몸매를 가장 아름답게 만들어주고 몸가짐을 우아하게 하며 섹시함이라는 무기가 되기도 하기 때문이다. 나 역시 365일 10cm 킬힐에서 내려오지 않는 마니아 중 하나다. 허리에 무리가 가지 않으려면 이틀에 한 번 꼴로 하이힐을 신어주는 게 좋다. 아찔한 매력을 살리고 싶다면 매치법에 유의할 필요가 있다. 먼저 루즈한 상의에 레깅스나 슬림 팬츠를 매치하고 킬힐로 마무리한다. 루즈한 상의는 길고 날씬한 다리 라인이 더욱 가냘프고 슬림해 보이도록 해준다.

스타일과 발목 안전을 모두 고려한다면

'멀티 스트랩'과 '플랫폼 스타일' 킬힐에 집중하는 것도 좋은 방법. 여러 개의 스트랩이 발목과 신발을 꽉 잡아주어 넘어질 확률을 줄여주는 멀티 스트랩과 발의 앞 끝까지 통째로 굽이 들어가 있는 플랫폼 킬힐은 발목이 꺾이는 불안감을 줄여준다. 점점 더 높아만 지는 킬힐의 최소한의 안전장치라고 해도 좋을 듯. 하지만 섹시한 느낌을 제대로 연출하고 싶다면 역시 가느다란 굽을 가진 원 컬러 킬힐이 좋다. 가느다란 굽은 다리 라인을 더욱 날씬해 보이게 하고 원 컬러는 군더더기 없는 아찔한 섹시미를 연출하는 데 제격이다. 특히 슬림한 팬츠나 원피스에 매치한 킬힐은 미니스커트보다 더욱 섹시해 보인다. 스커트를 입는다면 다리가 가장 예뻐 보이는 굽 높이가 9cm 임을 기억할 것!

03
세련되다는 소리 듣는,
플랫 슈즈

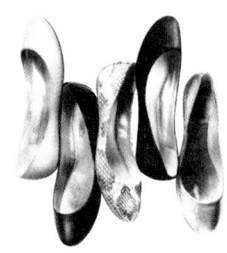

어중간한 높이의 슈즈를 신을 바엔 차라리 납작한 플랫 슈즈를 신는 게 낫다. 플랫 슈즈는 발레리나 토 슈즈를 연상시키는 가장 클래식한 디자인을 기본으로, 앞 코를 날렵하게 처리해 세련됨을 강조하거나, 스니커즈의 디테일과 캔버스 소재로 활동성을 가미하는 등, 해를 거듭할수록 업그레이드되고 있다.

키가 작아도 플랫 슈즈를 원한다면? 플랫 슈즈를 신을 때 가장 망설여지는 것은 킬힐로 감춰왔던 키를 제대로 보여줘야 한다는 것이다. 조금이라도 다리가 길어 보이고 싶다면 앞 코가 길고 날렵한 디자인이 착시 효과로 어느 정도 체형의 단점을 보완할 수 있다. 그래도 안 된다면 패션 스니커즈를 선택해 신발 안쪽에 키 높이 깔창을 넣어 단점을 보완한다. 구두인 경우, 어느 정도 키가 작아 보이는 것을 감수해야 한다. 대신 짧은 미니 원피스나 롱 티셔츠 등에 레깅스를 매치하거나 컬러 머플러나 모자 등으로 시선을 위로 올려주면 어느 정도 커버할 수 있다. 신사동 가로수길, 삼청동 거리에 다양한 디자인의 플랫 슈즈를 살 수 있는 구두 매장이 많으므로 친구와 함께 플랫 슈즈 쇼핑 삼매경에 빠져보는 것도 좋다. 노천 카페에서 커피 한잔 마시는 여유와 함께.

04
스카프&
벨트

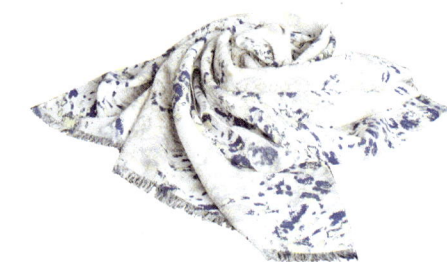

스카프 하나로 패셔니스타 되기

옷 입기 정말 어렵다고 생각하는 사람에게 강추하는 아이템은 바로 스카프와 머플러. 할리우드 스타부터 패션계 거장들의 컬렉션 무대까지, 스카프나 머플러는 가장 패셔너블한 액세서리가 되었다. 평범한 옷차림이라도 스카프 하나만 있으면 금세 세련돼질 수 있기 때문. 목이 짧거나 얼굴이 큰 사람은 플리츠 주름이 잡힌 스카프를 길게 접은 뒤 늘어뜨려 가운데에 링을 끼우거나 셔츠 원피스나 니트 원피스에 목걸이처럼 매치하면 단점이 커버될 뿐 아니라 고급스럽고 세련돼 보인다.

에르메스 스카프 북에서 본 감동받은 스카프 연출법 중 몇 가지. 어깨에 둘러주는 멋의 사각 스카프는 다양한 액세서리로 활용할 수 있는데, 화려한 프린트의 스카프는 세모로 접어 어깨에 두른 후 가볍게 묶어주고, 심플한 디자인의 스카프는 돌돌 말아 매듭을 지어 넥타이처럼 연출한다. 바지와 스커트에 벨트 대신 사용하거나, 쇼퍼 백이나 가죽 가방 손잡이 부분에 스카프를 묶어줘도 포인트가 된다. 파리지엔처럼 헤어밴드나 두건 대신 연출해도 좋으며, 스카프로 머리를 묶는 것도 멋스럽게 연출하는 방법.

단색의 실크 또는 울 파시미나(pashiminas, 울 소재의 롱 스카프)는 계절에 상관없이 원피스나 이브닝 드레스 위에 둘러주면 재킷을 입을 때보다 훨씬 세련되고 우아해 보인다. 머플러는 코트나 재킷 위에 여러 번 둘러 목 주위에서 꼬아 묶어주거나 길게 늘어뜨려 캐주얼하게 연출한다. 니트 소재의 컬러 머플러는 단색 코트를 스타일리시하게 만들어줄 뿐 아니라 〈거울 연기〉의 최지우처럼 피부를 더 밝아 보이게 한다.

왜 묶었을까? 다용도 벨트

벨트를 팬츠가 흘러내리지 않기 위해 하는 소품이라고 생각하지 말자. 옷 위에 포인트를 주는 작지만 중요한 패션 터치가 바로 벨트. 터틀넥 니트와 플레어 스커트, 롱 카디건을 매치하고 와이드 벨트로 허리를 강조해 프린세스 라인으로 연출한 페미닌 룩은 여성스럽고 우아해 보인다. 허리선이 올라가 다리가 길어 보일 뿐 아니라 스커트가 넓게 퍼지면서 허리가 가늘어 보인다. 플레어 스커트나 원피스 위에 길이가 긴 상의를 매치하고 그 위에 와이드 벨트를 하는 것도 스타일리시하다.

　　내가 애용하는 방법은 오래 전 구입한 퍼 코트나 캐시미어 코트 위에 가죽 벨트를 해서 전혀 새로운 느낌을 주는 것. 비슷한 계열의 컬러 벨트로 '톤 온 톤' 효과를 주거나 화이트나 블랙, 베이지 퍼 코트에 컬러 벨트를 해서 경쾌하게 매치하기도 한다. 또는 니트 원피스나 힙을 덮는 길이의 스웨터 위에 가죽 벨트를 해서 새로운 느낌을 주는 걸 좋아한다. 같은 옷이라도 액세서리를 어떻게 활용하느냐에 따라 전혀 색다른 느낌을 줄 수 있다. 이때 놀이하듯, 요리하듯, 즐겁게 매치해보는 것이 중요.

05
멀티 유즈
헤어밴드

　　단순히 머리카락을 고정시키고 단정한 이미지를 주는 소품에서 다양한 연출이 가능한 액세서리로 거듭나고 있는 헤어밴드. 다양하게 활용할 수 있는 헤어밴드의 멀티 유즈 스타일링 방법은 뭘까? 샤넬 컬렉션의 모델처럼 커다란 코사지를 달거나 이혜영처럼 꽃 핀을 꽂기는 어렵지만 조금 색다르면서 스타일리시하게 헤어밴드를 활용할 수 있다.

우아하게 » 무채색의 단정한 헤어밴드를 착용한 뒤 끈을 자연스럽게 늘어뜨리면 드레시한 효과가 배가 된다. 자칫 심심하고 너무 단정해 보일 수 있는 검은색 헤어밴드가 연출법 하나로 스타일리시해 보이는 효과가 난다.

+

드레시하게 » 헤어밴드에 가장 포인트가 되는 펜던트. 리본이나 나비, 깃털 등 펜던트 헤어밴드만 잘 골라도 여성스럽고 색다른 느낌을 줄 수 있다. 더구나 펜던트에 시선이 가서 얼굴이 작아 보인다. 또한 헤어밴드에 큰 코사지를 달면 금방 파티 분위기를 연출할 수 있다.

+

캐주얼하게 » 정말 시간 없고 귀찮을 땐 헤어스타일에 대한 고민 없이 앞머리를 뒤로 넘겨 헤어밴드로 고정시킬 수 있어 좋다. 앞머리 한 올 없이 헤어밴드를 착용하면 단아한 느낌은 물론 얼굴이 작고 어려 보이는 효과까지 볼 수 있다. 최근 장난감처럼 형태를 바꿀 수 있는 헤어밴드가 나와서 끈을 늘어뜨리거나 단정하게 앞머리를 넘길 수도 있고 목에 감아 쁘띠 스카프처럼 연출할 수도 있어 옷차림에 따라 다양하게 매치할 수 있다.

06
주얼리

스타들의 필수품, 코스튬 주얼리에 도 친하자

세련된 미니멀리즘 스타일을 즐겨 입는 장미희는 코스튬 주얼리(크고 볼드한 패션 주얼리)를 애용하기로 유명하다. 그녀는 군더더기 없

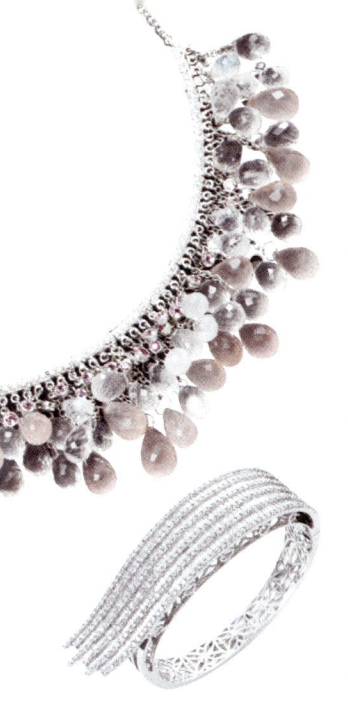

이 심플한 디자인, 무채색의 옷을 주를 입는다. 여기에 포인트를 주기 위한 볼드한 액세서리는 한두 가지로 제한하고 귀고리는 귓불에 딱 붙는 클러치 스타일을 착용한다.

+

목걸이 》 장식 없이 심플한 원피스에 원석을 세공한 목걸이로 우아함을 더하거나 티셔츠에 패브릭 소재나 체인 목걸이를 연출하는 등 다양하게 활용할 수 있다. 디자인이 과감한 주얼리가 어렵게 느껴진다면 의상과 비슷한 컬러의 액세서리를 톤 온 톤으로 매치해본다. 단 화려한 주얼리를 할 때 옷은 반드시 심플해야 한다는 원칙을 잊지 말자.

+

뱅글 》 나무, 원석, 메탈, 플라스틱 등 다양한 소재의 뱅글은 목걸이나 귀고리에 비해 독특하고 에지 있어 보이는 액세서리다. 큼직하고 에스닉하며 원색적인 뱅글은 매치할 땐 심플한 화이트 셔츠나 니트에 1개 혹은 2개를 함께 매치한다. 메탈과 플라스틱, 가죽과 나무 등 서로 다른 소재를 매치해도 좋다.

+

귀고리 》 길게 늘어뜨리는 드롭 귀고리나 귀에 붙는 커다란 원석 귀고리를 할 땐 목걸이를 하지 않는 편이 좋다. 이런 볼드한 귀고리를 할 땐 자연스럽게 늘어뜨린 단발 헤어나 포니테일 등 업스타일의 헤어와 매치하면 좋다. 단발머리에는 둥글고 큰 것보다 가늘고 긴 스타일이 잘 어울린다.

+

브로치 》 어머니의 블라우스 위에서 반짝이던 브로치는 성숙하고 아름다운 여성의 상징으로 기억된다. 샤넬은 체인이 길게 달린 아르누보풍의 브로치를 목걸이처럼 연출했다. 평범한 티셔츠에 퍼 소재나 플라스틱 브로치를 여러 개 달아 개성 있는 스타일을 연출해볼 수도 있다. 화사한 스카프와 매치하면 봄 분위기를 내는 데도 제격이다. 여밈이 없는 카디건을 고정할 때 브로치를 사용해도 멋스럽다. 평범한 백에 앤티크풍의 브로치를 달아 새로운 기분으로 들고 다녀보자.

+

반지 ‖ 눈에 확 띄는 목걸이나 귀고리도 좋지만 반지와 뱅글처럼 디테일에 포인트를 주는 주얼리 연출법이 더 세련돼 보인다는 사실. 요즘엔 다이아몬드를 세팅한 얌전한 반지보다 개성 있는 스타일의 코스튬 주얼리를 택하는 편이 훨씬 현명하다. 컬러풀하고 커다란 크리스털 반지를 낀 손으로 그립 백이나 클러치를 들면 우아해 보인다. 작은 반지는 소재와 디자인에 따라 한 손가락에 혹은 두세 손가락에 여러 겹 레이어드해서 착용하면 예쁘다. 칵테일 반지는 쉽게 포인트를 줄 수 있는 아이템이다. 40~50년대부터 사랑받아온 칵테일 링에는 다이아몬드나 보석도 좋지만 컬러풀한 준보석을 이용해도 충분히 멋지다.

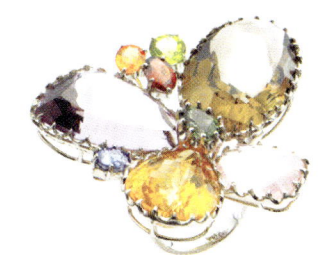

즐겁게, 자유롭게, 포인트 스타일링을!

주얼리 매치의 원칙은 첫째, 절대로 너무 많은 것을 한꺼번에 착용하지 말라는 것. 액세서리로 최대의 효과를 내려면 한두 개 정도만 착용하는 것이 좋다.

둘째, 귀고리와 목걸이·반지·팔찌 등을 세트로 하지 말 것. 머리부터 발끝까지 화려하기보다 은은한 멋스러움이 묻어나는 스타일을 위해 주얼리 소재에 변화를 주는 것도 좋다. 호박·산호·비취, 다이아몬드 등 천편일률적인 중년 여성들의 주얼리 소재에서 변화를 주면 한결 어려 보이는 스타일을 만들 수 있다. 플라스틱 소재라도 독창적인 디자인을 매치해 보자. 소재가 같은 짧은 목걸이와 함께 하면 세련된 스타일도 완성할 수 있다. 다소 심심한 느낌이 나는 단순 실버 및 골드 주얼리에는 색상이 있는 보석 주얼리를 함께 매치해보자. 두 가지 소재 모두 돋보이는 스타일링을 연출할 수 있다.

셋째, 주얼리와 옷에 강약을 줄 것. 크기가 크거나 화려하게 반짝이는 주얼리는 심플하고 간결한 의상에 매치한다.

넷째, 자신 있는 신체 부위, 예를 들면 눈이나 허리 쪽으로 시선을 끌 수 있는 액세서리를 착용한다. 이때 자신의 신체 사이즈와 맞는 크기의 주얼리를 선택하는 게 좋다. 가느다란 팔을 가진 사람이 크고 무거운 팔찌를 하거나 굵은 팔을 가진 사람이 실처럼 가는 팔찌를 하면 불필요한 대비가 팔의 굵기를 강조하기 때문이다.

다섯째, 전체적인 의상 톤에 맞추는 기본 원칙을 알아야 한다.

+

비즈니스 스타일 » 작은 링이나 귀에 달라붙는 귀고리에 작은 펜던트 목걸이를 고르고, 청바지나 비즈니스 캐주얼 차림에는 컬러감이 있는 원석을 매치한다. 단 너무 크지 않은 사이즈로. 작은 크기의 원석이 달린 목걸이를 레이어드하거나 원석이 달린 반지를 끼는 것도 좋다.

+

화려한 스타일 ≫ 과감하며 섹시한 스타일을 시도한다면 컬러를 강조한 주얼리를 선택하는 것도 좋다. 쇄골 라인을 강조하는 과감한 파티 룩에는 목걸이보다는 얼굴이 돋보이도록 화려한 귀걸이를 선택하는 것이 좋다. 캐주얼한 차림에도 큰 사이즈의 링 귀걸이나 반짝이는 드롭 귀걸이 등을 착용하면 화려한 느낌을 줄 수 있다.

+

귀여운 스타일 ≫ 하트. 리본. 꽃 모티브의 귀걸이나 목걸이 등은 어느 옷차림과도 무난히 어울리며 특히 사랑스러운 이미지를 만드는 데 최고. 핑크 컬러나 큐빅 소재가 더욱 사랑스러운 느낌을 준다. 사이즈는 오밀조밀 작아서 은근히 반짝거리는 것이 귀엽고 어려 보인다.

+

우아한 스타일 ≫ 진주나 눈 결정의 모티브는 세련되고 우아한 멋을 강조한다. 심플하면서도 세련돼 보이는 골드 소재는 풍부한 느낌을 주고 스타일을 정리해주는 효과가 있어 우아해 보인다. 화이트 골드나 실버 소재는 모던하고 어려 보인다.

style 4

어려 보이는 헤어스타일

"아줌마 같지 않아요, 누가 애 엄마로 보겠어?"

처음 누군가를 만날 때 내가 가장 많이 듣는 말이다. 나이로 보나 실제 생활로 보나 나는 일을 가진 커리어 우먼이기 전에 아이 엄마이고 주부, 아줌마다. 그러다 보니 늘 차려 입고 다닐 만큼 정신적, 물리적 여유는 없지만 기본적인 뷰티 스타일링을 갖추려고 노력한다. 잘 가꿔진 피부, 젊은 스타일도 '보이는 나이'를 결정짓는 중요한 요소이지만 헤어스타일 역시 그 어떤 것 못지않게 큰 역할을 한다. 커트머리에 단정한 수트 차림은 CEO 스타일이라든가 단발머리에 스커트 정장은 아나운서 스타일이라든가 뽀글이 파마에 유행 지난 펑퍼짐한 옷차림은 아줌마 스타일이라는 공식이 있듯이. 물론 이런 고정관념이 쳇바퀴 돌듯 하는 우리 생활 속에서 만들어신 설과물이기는 하지만 조금민 괸심을 기지면 얼마든지 아줌마 스타일에서 탈피할 수 있다. 앞에서 피부 관리와 스타일에 대한 조언을 들었다면 이번엔 어려 보이는 헤어스타일에 도전해 보자.

아줌마처럼 보이지 않기 위해서는 생기발랄하게 보이는 것이 가장 중요하다. 피부, 헤어스타일, 의상, 액세서리 그리고 전반적인 분위기를 생기발랄하게 가꾸도록 노력하자.

01
이제 그만,
아줌마 파마에서
탈피하기

헤어스타일은 인상의 70%를 좌우한다. 특히 요즘처럼 생얼, 자연스러운 메이크업이 대세인 경우, 헤어스타일이 만들어내는 이미지는 패션의 역할에 못지 않게 중요하다. 일명 '아줌마 머리'의 특징은 뒤에서 보면 다 똑같다는 것. 목선 정도에서 끝나는 어중간한 길이, 검은 염색 머리에 뽀글뽀글한 웨이브 때문에 마치 새 가발을 쓴 것처럼 보이는 것이 특징이다. 뽀글뽀글 전형적인 아줌마 파마는 한번 하면 손질도 쉽고 오래가기 때문에 아줌마들이 선호하는 스타일이다. 한마디로 경제성과 대중성이 뛰어나다. 여기에 짙은 화장까지 더해지면 훨씬 나이 들어 보인다.

억척스러운 생활력의 상징이기도 한 '아줌마 파마'에서 탈피하는 것이 어려 보이는 헤어스타일의 첫걸음이다. 젊게 보이자면 생머리가 좋지만 자칫 초라하게 보일 수 있어 고민이다. 핵심은 파마를 해야 하나 말아야 하나의 문제가 아니라 어떻게 해야 하는지다. 10년 어린 친구들이 하는 헤어스타일을 따라 할 필요는 없다. 그렇다면 어떻게 해야 할까?

+

아줌마 파마를 하려면 이렇게!

　여성들은 나이가 들수록 머리숱은 적어지고 머리카락이 가늘어져 파마를 안 하면 머리가 휑해 보인다. 이런 경우에는 뿌리부터 마는 방식 등 모근을 살리는 파마를 하면 머리가 풍성해 보인다. 우리나라 여성들은 나이가 들면서 볼살이 통통해지는 경우가 많은데 이럴 때는 작은 컬보다 풍성한 웨이브로 경쾌한 쇼트 파마를 하면 얼굴이 작아 보이는 효과가 난다.

　나이 들어 짧은 커트에 웨이브 파마를 하면 백발백중 아줌마처럼 보인다. 아이들의 곱슬머리처럼 부드럽고 가벼운 웨이브를 넣어주는 것도 '동안 헤어스타일' 연출의 좋은 방법이다. 웨이브는 컬의 모양에 따라 성숙한 느낌을 낼 수도 있고, 반대로 앳된 느낌도 낼 수 있다.

+

커트를 하려면 이렇게!

　일자 라인으로 차분하게 떨어지는 단정한 보브 커트를 추천한다. 단발머리는 활발하고 상큼한 느낌을 주기 때문에 어려 보이는 효과가 있다. 최근 1~2년 사이 짧은 단발머리를 시도하는 스타들이 많은 것도 다 이 때문이다. 〈아내의 유혹〉의 장서희, 장미희, 전인화, 임수정 등도 짧은 단발머리를 선보여 도회적인 느낌과 세련된 맛을 주고 있다. 세련된 스타일을 결정짓는 요소는 바로 볼륨감! 아나운서 헤어스타일을 연상하면 된다. 단정한 단발머리를 착 가라앉히면 칙칙하고 나이 들어 보일 수 있으므로 드라이어나 스타일링기를 활용하여 머리 뒷부분과 옆에 적당히 볼륨 드라이를 해주는 게 좋다. 기본 스트레이트로 깔끔한 C컬을 주면서 드라이를 하되 모발 끝 부분은 더 동그랗게 말아 포인트를 살리면 더 어려 보이는 효과가 난다.

일본에서 유행하는 바람머리는 머리카락에 층을 내어 바람에 날리듯이 가볍게 커트하는 스타일. 머리끝을 바깥으로 뻗치듯이 드라이해주면 생기발랄해 보인다. 머리에 약간의 블리치를 넣으면 훨씬 더 감각적인 스타일이 완성된다. 층이 많아 한결 가벼워 보이는 삐침머리는 어디서나 인기다. 젤이나 왁스를 이용하여 고정, 경쾌하게 밖으로 뻗치는 스타일을 연출해준다. 앞머리를 내려주는 '뱅 스타일'도 실제 나이보다 최소 5년은 젊어 보이게 하는 효과가 있다. 정장 차림을 해야 하는 직장인들은 특히나 곱슬거리는 웨이브를 피하는 것이 좋다.

+

앞머리를 자르려면 이렇게!

앞머리를 내리면 얼굴이 작아 보여 이목구비가 더 돋보이는 효과가 있다. 그러나 앞머리를 일자로 자를 경우에는 큰 얼굴이 더욱 강조되므로 비스듬하게 자른다. 풍성하고 동그랗게 볼륨을 살리는 것이 포인트.
볼륨감을 살려 드라이하거나 스타일링기로 연출한다.

+

얼굴이 둥근 경우» 약간 길게 자른 앞머리를 가닥가닥 뭉치도록 옆으로 넘긴 스타일. 앞머리가 닥 사이로 보이는 이마가 턱까지 이어져 얼굴이 갸름해 보인다.

이마가 넓은 경우» 뱅 스타일을 추천. 숱을 많이 내 직선으로 자른 뱅 스타일은 얼굴이 긴 사람에게도 잘 어울린다. 이마가 살짝 보이는 내추럴 뱅 헤어는 누구에게나 무난히 어울린다.

얼굴이 긴 경우» 앞머리와 옆머리를 구분 없이 많이 내려 자른 복고풍 스타일. 앞머리를 눈썹 길이로 잘라 이마를 가려주고, 옆머리는 살짝 밖으로 말아 깔끔하게 연출. 얇고 긴 얼굴을 커버해준다.

광대뼈가 나온 경우» 앞머리를 눈썹 선까지 잘라주고 고데기나 굵은 롤로 말아준다. 살짝 웨이브가 들어간 앞머리는 광대뼈가 나와 강해 보이는 인상을 부드럽게 해준다.

02
염색,
세련되고 어려 보이게
하는 법

본인에게 딱 맞는 색상으로 염색만 잘해도 성형한 것처럼 몰라보게 예뻐질 수 있다. 그만큼 개개인에 맞는 색상과 연출 방법이 다양해졌고, 어두운 색에서 밝은 색으로 색상 변화를 주게 되면 누구나 한층 얼굴색이 밝아져 실제 나이보다 어려 보이기 때문이다.

동양인의 얼굴을 더욱 돋보이게 해주는 골든 브라운의 컬러를 추천한다. 어려 보이고 싶다면 흰머리 커버도 되고 화사한 골드나 내추럴한 골든 브라운 계열로 염색을 하자. 블랙이나 다크 브라운 컬러는 스타일이 받쳐주지 않으면 더욱 나이 들어 보이는 지름길이다.

최근에는 레드 와인 컬러가 인기다. 햇빛을 받으면 고혹적인 붉은빛을 띠는 이 염색 컬러는 짧고 굵은 웨이브에 포인트 컬러로 사용하면 고급스럽고 세련되어 보일 수 있다. 피부에 잡티가 많은 여성도 짙은 와인색을 이용해 블리치(부분 염색)해주면 얼굴이 깨끗해 보이는 효과가 있다. 반면 청색 계열은 고상한 이미지를 연출, 성숙하고 여성적인 성격으로 보인다. 피부가 붉은 기를 띠는 여성에게 잘 어울린다. 황금빛이 가미된 오렌지톤 염색은 지적인 느낌을 준다. 흰 피부에 눈동자가 갈색이라면 더욱 자연스럽게 어울린다. 굵은 머리카락은 붉은 계열로 염색하면 가늘어 보인다. 또 지나치게 가는 모발에는 머리카락이 풍성하게 보이는 오렌지나 브라운 계열이 적당하다.

03
나이에 맞게
트렌드
따라 하기

연령대에 맞는 패션이 있듯, 헤어스타일도 연령대별로 달라진다. 나이에 맞는 적절한 변화는 외모를 돋보이게 하는 하나의 방법이 된다.

30대: 무게감 있는 일자 커트나 내추럴 웨이브

+

김남주 물결펌 》 30대는 주로 머리 길이가 단발이거나 어깨를 넘지 않는 헤어 스타일을 선호한다. 단발머리가 지루해지기 시작한다면, 김남주처럼 물결펌을 시도해보자. 김남주의 중간 길이 롱헤어에 굵은 웨이브 펌은 발랄하고 생기 있어 보인다. 김남주처럼 너무 밝은 레드 컬러가 조금 부담스럽게 느껴진다면 어두운 갈색으로 컬러를 주는 것도 괜찮다. 〈내조의 여왕〉의 김남주처럼 헤어핀, 머리띠 등의 액세서리로 세련된 미시족 트렌드를 연출할 수 있다.

+

김하늘의 내추럴 웨이브 》 30대가 되면 긴 머리가 부담스럽게 느껴지기 시작한다. 그래서 주로 어깨 길이를 넘지 않는 헤어스타일을 선호한다. 그러나 30대라고 해서 긴 머리로 청순함을 주지 말란 말은 없다. 30대의 대표적 청순 스타 김하늘의 경우 앞머리 없이 자연스런 굵은 컬의 웨이브 스타일로 여성스러우면서도 도도한 스타일을 연출하고 있다. 여기에 앞머리를 뱅 헤어로 내려주면 조금 더 어려 보이는 동안 스타일링이 가능하다.

40대: 나이에 맞는 헤어스타일로의 변화 추구

단발과 미디 롱헤어, 약간의 웨이브

+

김희애의 미디 롱 헤어 » 40대는 이제 고급스러우면서 정갈한 헤어스타일이 필요할 때다. 대표적인 예로 김희애의 미디 롱 헤어의 경우, 너무 길거나 짧지 않은 길이로 우아함을 더해준다. 어깨 길이에서 살짝 내려오는 길이는 내추럴하게 풀어주거나 가벼운 웨이브를 주는 등 변화를 연출하기에 편하다. 무거운 커트 라인에 가벼운 텍스처 느낌을 더해 웨이브를 세팅해 자연스러우면서도 품위 있는 분위기를 살려줄 수 있다. 업스타일의 특징은 깔끔하게 올려서 작고 단아한 얼굴을 돋보이게 한다는 것.

+

최명길의 단정 단발 » 단정한 느낌의 보브컷으로 냉철하면서도 우아함을 잃지 않고 싶다면 최명길의 보브컷을 해보자. 데뷔 이후 처음으로 단발머리를 시도한 최명길 스타일은 많은 사모님들의 워너비 스타일로 사랑받았다. 젊어 보이면서도 간편하고 도시적 이미지를 풍긴다. 세련된 최명길의 헤어스타일 포인트는 뒷머리다. 볼륨감을 최대한 살려 세련미를 주자. 좀더 귀여워지고 싶다면 단정한 단발보다는 바깥쪽으로 모발 끝을 살짝 뻗치게 연출하면 된다.

50, 60대: 턱 선 정도의 길이, 어두운 브라운 계열로 염색

+

장미희의 언밸런스 쇼트 커트 » 머리숱이 점점 없어지는 중년의 여성이 되면 커트가 젊어 보인다는 걸 알면서도 이를 꺼린다. 파마를 안 하면 볼륨이 없어 초라해 보일 수 있다는 것이다. 보통 중년 여성이 할 수 있는 헤어스타일은 제한적인 편이다. 대개 웨이브 파마를 하거나 어중간한 단발 상태를 유지한다. 그러나 장미희는 생머리에 귀가 나오는 짧은 커트를 시도해 나이에 상관없이 트렌디한 배우의 이미지를 심어주었다. 중년 여성들은 처음엔 너무 튀어 보일까 걱정하지만 의외로 만족도가 높다. 손질법도 간단해 머리를 감고 말린 뒤 왁스로 정리해주면 된다.

04
얼굴형에 따른
동안
헤어스타일

+

사각 얼굴, 볼륨감 살리기

각진 얼굴의 모서리 부분을 부드럽게 하려면 굽실거리는 앞머리를 만들어 관자놀이 부분을 덮어주는 게 좋다. 단발머리일 경우, 턱 선을 감싸는 정도 길이의 보브 단발이 이목구비의 인상을 또렷하게 해준다. 얼굴을 작아 보이게 하려면 헤어가 얼굴 쪽으로 쏟아지는 느낌으로 커트하면 좋다. 긴 머리는 어깨보다 약간 긴 정도가 좋다. 광대뼈부터 시작하거나 턱 선 아래부터 시작하는 레이어드 커트 혹은 굵은 내추럴 웨이브를 추천한다.

+

둥근 얼굴

얼굴이 길어 보이는 헤어스타일이 정답. 얼굴 옆면은 붙이면서 정수리 부분을 살려주고 약간의 레이어드를 주면 둥근 얼굴을 커버할 수 있다. 컬을 준 듯 안 준 듯 흐르는 웨이브에 앞머리는 과감하게 쳐내어 가벼워 보이게 하는 것이 좋다. 앞머리를 길러서 뒤로 넘긴 생머리는 발랄한 느낌이 덜하다. 일자형 보브 커트의 레이어드 스타일이나 미디움 바람머리형 웨이브를 추천.

+

긴 얼굴

긴 얼굴이라면 짧은 머리는 되도록 피하고 볼륨을 주면서 넓어 보여야 한다. 턱선 길이 정도로 층을 내고 중앙은 짧게. 옆머리는 약간 길게 자른 큐트한 앞머리는 넓은 이마를 편안하게 가려준다. 어깨를 살짝 넘는 미디움 스타일에 볼륨감이 있는 웨이브 펌은 긴 얼굴을 커버하기에 가장 이상적이다. 생머리보다는 섀기 커트나 중간중간 컬을 넣는 가벼운 느낌의 헤어스타일을 추천.

+

이마 넓은 역삼각형

다이어트를 하는 여성이 늘어나고 있는 추세만큼 역삼각형의 얼굴을 가진 사람들이 늘어나고 있다. 역삼각형의 얼굴은 턱 쪽으로 시선이 집중되지 않도록 사선의 뱅을 만들도록 한다. 전체적으로 컬이 들어간 형태나 탄력 있는 웨이브로 부드러운 느낌을 주도록 한다. 요새 유행하는 미디움 길이의 펌으로 복고풍 스타일을 연출한다면 얼굴형은 충분이 커버할 수 있다.

아름다움의
완성은 향기다

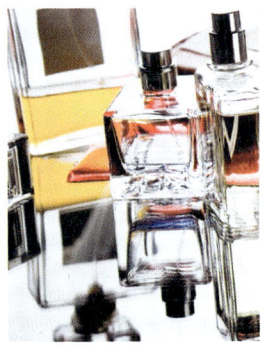

향기는 그 사람에 대한 이미지다. 후각으로 시각적 이미지를 창출하는 것. 어떤 사람을 오랫동안 기억하게 하는 데는 의외로 목소리나 향 등의 영향이 더 크다. 따라서 향수는 이미지 메이킹의 중요한 요소다. 몇 년 전, 나는 영화 〈향수〉를 보고 전율을 느꼈다. 멋 내기 위해 뿌렸던 향수가 만들어지기까지 이렇게 많은 사람들과 자연물의 노력과 희생이 있을 줄이야. 향수는 후각, 촉각, 시각을 위한 하나의 예술이다. 이후 영화를 촬영했던 장소인 프랑스의 그라스를 찾았다. 〈향수〉의 주인공, 장 바티스트 그르누이가 타고난 후각만으로 '매혹적인 체취'를 가진 여인을 찾아내듯, 사람에게는 저마다 고유의 향기가 있다. 식생활, 위생 상태, 입은 옷, 환경 등이 몸에 화학작용을 일으켜 냄새를 발산한다. 그래서 각 나라의 공항에 내리면 특유의 냄새를 맡을 수 있다. 네덜란드 위트레흐트대 심리학과 피트 브론 교수는 이를 '후각 신분증'이라고 말하기도 했다.

후각 신분증은 비단 섹시함, 우아함, 귀여움 등의 이미지만 나타내는 것이 아니다. 누군가 지나간 자리에 남은 체취를 통해 그 사람의 직업도 짐작할 수 있다. 우리는 어려서부터 할머니 냄새, 엄마 냄새라는 표현을 사용해왔다. 외모에서 보이는 이미지뿐 아니라 주민등록증에 표시된 숫자, 나이도 보여준다. 때문에 향수는 나에 대한 포장이기 이전에 표현이라고 할 수 있다. 또한 향수는 나를 위한 것이기도 하지만 남을 위한 것이기도 하다. 따라서 향수를 뿌린다는 것은 아가씨들의 멋 내기 수단일 뿐 아니라 나를 보여주는 신분증과도 같은 것이다.

　나이가 들면서 자신만의 스타일을 갖춰가듯, 나와 남에게 드러내는 향기를 갖추는 것 또한 스타일 안티에이징에서 중요한 부분이다.

나에게 맞는 향수 고르기

+

나의 시그니처 향수를 정한다

　우선 낯선 향수를 만났을 때 맥박이 뛰는 손목과 귀 뒤에 발라본다. 처음 스프레이한 향이 속에서 메스꺼운 느낌을 준다면 절대 만나선 안 되는 궁합. 향수를 뿌린 후 2시간쯤 지났을 때 만난 사람들 10명 중 3명 이상이 "향수 뭐 뿌리셨어요?"라고 물어본다면, 반드시 만나야 되는 궁합.

　일단 후각적 궁합이 잘 맞는다면 그 다음은 스타일 체크. "패션은 사라져도 스타일은 남는다."라는 샤넬의 말처럼 쉴 새 없이 바뀌는 트렌드를 맹종하지 말고 자신만의 스타일에 맞는 향을 찾는다. 도시적인 외모, 팬츠와 셔츠로 연출한 시크한 스타일, 블랙 마니아, 짧은 헤어스타일을 선호한다면 중성적인 심플한 향수를, 글래머러스한 외모와 스타일, 파티 마니아라면 도발적인 플로럴 향수, 귀엽고 사랑스러운 외모, 캐주얼 룩, 핑크 마니아, 걸리시한 스타일이라면 프레시한 과일 향수 등이 기본적인 향수 궁합이다.

\+

TPO에 맞게 골고루 갖춰놓는다

향수는 다른 사람에게 나의 이미지를 각인시켜 줄 수 있는 아이템 중 하나다. 향수를 뿌릴 때에도 상황에 맞는 향수를 뿌린다면 더욱 좋은 이미지를 심어줄 수 있다. 나는 20대 때 불가리의 '쁘띠마망'을 사용했다. 쁘띠마망은 원래 아기와 엄마를 위해 만들어진 '알코올 프리 향수'로, 그 순수한 베이비 파우더 향이 남자에겐 꼭 안아주고픈 충동을 일으킨다고 한다. 이 향수들을 사용할 때 남성들은 나에게 보호본능을 자극한다는 이야기를 건네곤 했다. 향수를 사용하기에 앞서서는 먼저 향수의 특성을 파악하는 것이 중요하다.

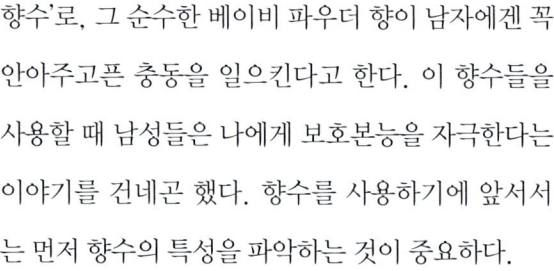
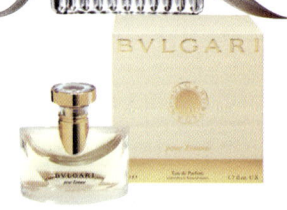

직장에 출근할 땐 화사한 느낌을 주는 플로럴 계열의 향수가 어울린다. 에스티 로더 '플레져', 살바토레 페라가모 '인칸토 드림', 불가리 '뿌르 팜므' 등 국내 스테디셀러 향수들은 대부분 꽃 향기를 주조로 한다. 우아하고 클래식한 분위기를 연출하고 싶다면 '샤넬 N°5'가 제격이다. 페미닌하고 로맨틱한 분위기에 어울리는 향수로는 '롤리타 렘피카'가 있다. 오리엔탈 계열의 향수는 관능적인 느낌을 줄 수 있다. 움직임이 많은 날이나 운동을 할 때는 땀을 많이 흘리기 때문에 너무 짙은 향보다는 상큼하고 신선한 느낌의 오렌지, 베르가못, 레몬, 자몽 등의 시트러스 계열이나 아쿠아 계열의 시원한 향이 적합하다.

+

나이에 따라 어울리는 향기

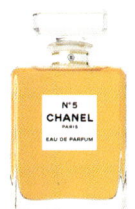

　20, 30대는 개성 넘치면서 여성스러운 향을 선택하도록 한다. 30대는 여자로서 성숙미가 더해가는 가장 아름다운 시기다. 낮에는 플로럴 부케, 밤에는 시프레가 적당하다. 예를 들어 끌로에, 록시땅 '로즈 오 드 뚜왈렛'이나 고체 향수, 불가리 '블루', 크리스찬 디올의 '쟈도르', '듄', 이세이미야케의 '로디세이', 샤넬 '코코 마드모아젤' 등. 멋진 40대에겐 완숙미와 섹시함을 풍기는 향수를 추천한다. 클래식한 향기의 플로리엔탈, 오리엔탈 향수가 좋다. 불가리 '자스민 느와', 버버리 런던 포 우먼. 에르메스 '켈리 깔레쉬'의 고혹적이면서 클래식한 향수를 추천. 어딘가 모르게 신비롭고 개성있는 향기를 품고 싶다면 엠포리오 아르마니 '블루 다이아몬드 아르마니', 디올의 '미드나잇 쁘아종', 에이솝의 '마라케쉬 오드 뚜왈렛'을 추천한다.

+

나에게 맞는 향수를 선택하기는 쉽지 않다. 향수의 종류도 매우 다양하고, 매년 신제품이 출시되기 때문에 망설여진다면 스테디셀러 제품부터 시작해보는 것도 한 방법이다. 오래도록 사랑받는 향수에는 특별한 이유가 있다.

구찌 엔비 》 신선하고 깨끗한 첫 향이 현대적이면서 고급스럽다. 커리어 우먼에서 느껴지는 향기다. 자신감과 섹시함을 강조하는 프레시 플로럴 향으로 모던한 감각.

샤넬 N°5 》 마릴린 먼로가 "잘 때 무엇을 입고 자느냐"는 물음에 "샤넬 N°5 다섯 방울 뿐"이라고 주저 없이 말해 더욱 유명해진 향수다. 러시아의 천재적인 조향사가 80가지 넘는 꽃 향기에 화학 합성 엑기스 알데히드를 섞어 만든 향수로, 조향사가 제시한 다섯 가지 향수 중 샤넬이 마지막 다섯 번째를 선택했다고 해서 N°5 라는 이름이 붙여졌다.

불가리 뿌르 팜므 》 진귀하고 정교한 주얼리에서 영감을 받은 플로럴 향과 여성스러운 향이 섬세한 조화를 이루고 있는 현대적 느낌의 향수.

향수 뿌리는 법

1. 향수는 귀 뒤, 목, 팔 안쪽, 무릎 부위에 조금씩 바른다. 향기는 아래에서 위로 올라가면서 퍼지고, 체온이 높고 맥박이 뛰는 곳일수록 잘 퍼지기 때문이다. 나의 경우 무릎이나 스커트 단과 같이 움직이는 부분

에 주로 뿌리는데 목이나 팔목에 스프레이할 때 갑자기 알코올 기운이 올라와 나를 비롯, 주위 사람들을 괴롭게 하는 경우가 생기기 때문.

2. 재킷 안감이나 바지, 치마 아랫단에 살짝 뿌리면 그 향을 은은하게 즐길 수 있다(단, 겉옷에 뿌리면 향 입자 에센스가 자외선에 변색돼 옷에 얼룩이 생길 수 있으니 유의하자).

3. 향수는 몸 외에 편지지의 모서리나 손수건, 모자, 핸드백에도 몇 방울 뿌려 놓아도 좋다. 옷장이나 서랍에 향수를 뿌리면 옷에 적당한 향기가 배어 나와 상쾌해진다.

4. 다림질 하기 전에 다림판에 향을 가볍게 뿌려둔다. 그 위에 옷을 올려놓고 다리미를 약간 뗀 후 열을 가해주면 열이 향을 가볍게 스며들게 한다.

5. 향수는 퍼퓸, 오 드 퍼퓸, 오 드 뚜왈렛 외에도 보디 제품이나 데오도란트, 파우더에 이르기까지 다양한 형태로 나와있다. 향수를 직접 뿌리는 것 외에 퍼퓸 비누나 보디 샤워로 목욕한 후 파우더를 발라주면 향이 은은하게 오래간다. 여름엔 향수 라인의 데오도란트를 겨드랑이나 발에 뿌리면 악취도 제거되고 향기도 즐길 수 있다.

6. 머리를 감고 드라이를 할 때 헤어 브러시에 향수를 몇 방울 뿌려주면 머리카락이 찰랑일 때마다 좋은 향을 낼 수 있다. 몸에 뿌리기 꺼림칙한 오래된 향수는 속옷을 보관하는 장소에 넣어두면 좋다.

향수 에티켓

+

향수를 섞지 말 것

향수를 섞으면 향과 향이 충돌해버려 뿌리는 것이 역효과를 낼 수도 있다. 한번 뿌린 향을 수정하고 싶을 때는 앞에 뿌렸던 향을 닦아내고 나서 다시 뿌린다. 그것이 불가능할 경우에는 포켓칩이나 스카프 등 떼어낼 수 있는 소품에 향수를 뿌려 소지한다.

+

향수를 뿌리고 가면 안 될 곳

아무리 근사한 향도 장소에 따라서는 실례일 수 있다. 의외로 실수하기 쉬운 곳이 식사 때, 모처럼의 만찬도 향수가 코를 찔러 아주 엉망이 된다. 또 문병을 갈 때에도 환자는 후각이 민감해져 있으므로 배려가 필요하다. 병원에 입원해 있는 경우는 문병 오는 사람뿐 아니라 주위 사람들에게도 폐가 된다. 또 장례식 등도 향수가 어울리지 않는 장소.

+

짙은 향은 민폐

같은 향을 계속 사용하다 보면 자신의 코에는 익숙해져 무뎌지게 된다. 한 곳에만 잔뜩 뿌리지 말 것. 엘리베이터와 같이 좁고 밀폐된 곳에서 불쾌한 느낌을 주는 강한 향은 바로 이 때문. 너무 많이 뿌렸다 싶을 땐 씻어내거나 젖은 타월로 닦아낸다. 향수는 조금씩 여러 곳에 뿌리고 옷 위가 아니라 옷을 입기 전의 상태에서 뿌린다. 퍼퓸은 한 방울을 손가락 끝에 가볍게 묻혀 점을 찍는 식으로 바른 후 절대 문지르지 말아야 한다. 오 드 뚜왈렛은 선을 그리듯이, 가벼운 코롱 타입은 구석구석 뿌려도 상관없다. 외출했을 경우, 화장실에서 화장을 고친 후 마지막에 향수를 뿌릴 때는 옷 아랫단이나 무릎, 아킬레스건 안쪽 등에 뿌리는 것이 에티켓.

+

향수를 뿌리지 말아야 할 곳

코 주변과 겨드랑이 아래는 피해야 한다. 양쪽 가슴의 사이에서부터 두 귀에 이르는 역삼각형 시역도 피한다. 겨드랑이는 아래는 땀이 많이 나는 곳, 향과 땀이 섞이는 것을 피해야 한다. 또 상처가 있는 곳은 예민한 부위이므로 주의할 것. 옷을 입을 때 흰옷, 모피, 가죽, 실크 소재, 진주나 금 등의 보석에 향수가 닿으면 뿌옇게 될 수 있으므로 피해야 한다.

곤충이 많은 곳에 간다면 향수는 뿌리지 않는 게 좋다. 벌레들의 집중 공격을 받을 수 있기 때문.

Chapter. 4
최고의 스타일링은 몸매,
바디라인

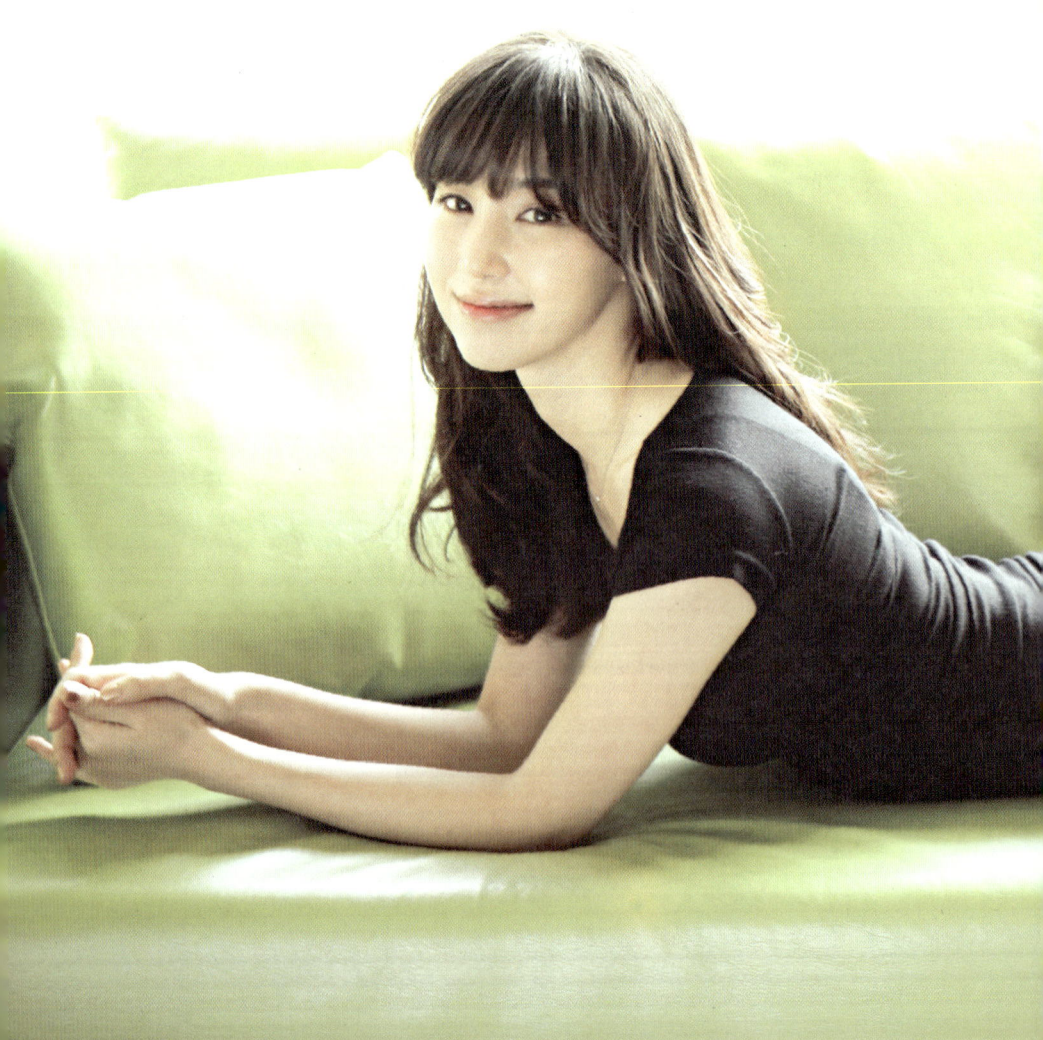

style aging

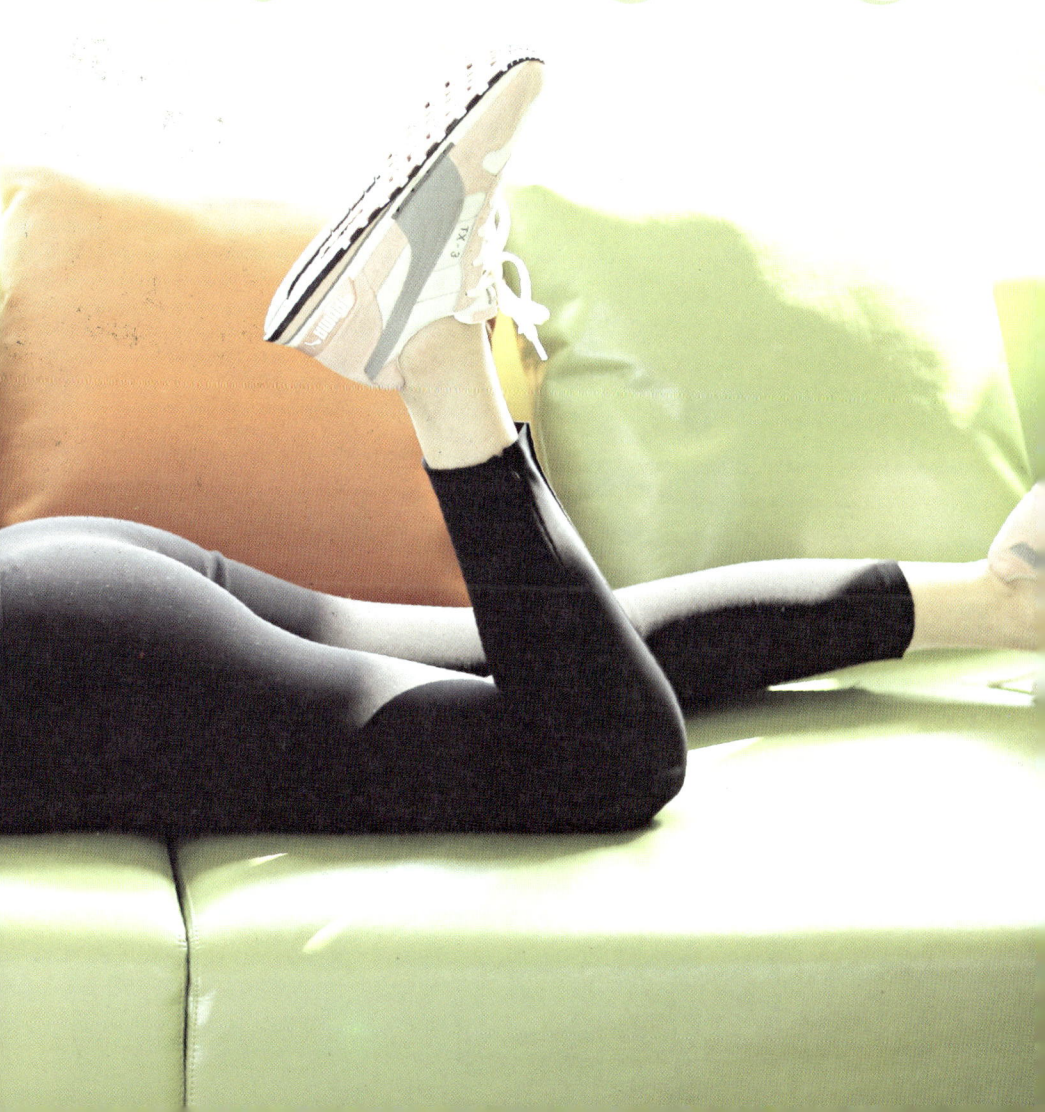

1 / diet

피부과 끊고
조깅화를 구입하라

01
마사지보다
운동을
해야 하는 이유

피부가 젊어진다

나이 든 피부는 누구나 알 수 있듯 주름이 늘기 시작한다. 정맥과 실핏줄이 두드러지기 시작하며 눈꺼풀과 눈 주변이 처지고 쉽게 피로해진다. 이때 적당한 운동을 하면 혈액순환이 좋아져서 피부가 늙어가는 증상을 더디게 해준다. 운동 후에 땀을 흘리면 피부를 포함한 전신의 노폐물과 독소가 제거되어 피부가 깨끗해진다. 운동을 힐 땐 메이그업을 되도록 하지 않는 게 좋다. 기초 화장으로 피부를 정돈한 깨끗한 상태에서 운동할 것. 단, 야외에서 운동할 경우 SPF 30 이상의 선블록은 필수. 생얼로 밖에 나가는 것이 민망하다면 피부색과 비슷한 약간의 컬러감 있는 선블록(혹은 비비 크림)을 바르면 맨 얼굴이 어느 정도 커버된다.

기분이 좋아지고 웃게 된다

운동을 하면 스트레스에 강해지고 면역력이 증가되기 때문에 우울증에 좋은 효과가 있다. 우울한 상태에서 1시간 정도 운동을 하면 활력이 생길 뿐 아니라 분노나 긴장감 등이 눈에 띄게 줄어든다고 한다. 특히, 우울증이 심한 사람이 유산소 운동을 하면 짧은 시간 안에 기분이 좋아져서 약효 발생까지 시간이 오래 걸리는 항우울제 투여보다 오히려 더 큰 효과를 볼 수 있다는 것. 중년 여성의 경우, 폐경기에 접어들면서 에스트로겐과 프로게스테론의 분비량이 동시에 줄어들어 우울증이 생기게 된다. 하루 30분 정도 햇볕을 쬐면서 중간 강도의 운동을 한다면 갱년기 우울증을 극복하는 데 큰 도움이 될 것이다.

몸매가 좋아진다

신체 기능이 떨어지는 노화 현상은 40~45세를 기점으로 급격히 가속된다. 대표적인 변화는 상체 비만, 특히 복부 비만이 두드러지게 심해진다는 것이다. 나이가 들수록 근육의 부피는 줄고 지방은 증가한다. 지방세포의 수와 크기는 몸매에 큰 영향을 미친다. 운동을 하면 기초대사량의 상승으로 지방 분해의 효과가 증대된다. 근력과 근육량이 증대되고, 골격도 튼튼해지며, 체지방 비율도 정상으로 유지시켜 몸매가 탄탄하고 건강해 보인다.

성욕이 좋아진다.

중년 이후 노화 증상 중 하나가 성 에너지가 급격히 줄어든다는 것. 성욕이 감퇴되고 오르가슴에 도달하는 횟수가 줄어든다. 운동을 하면 성욕이 강해진다는 것은 널리 알려져 있다. 규칙적인 운동은 신체적인 건강과 생활의 활력소 역할을 할 뿐만 아니라 윤택하고 풍부한 성생활을 가져다 준다. 어느 연구결과에 따르면 운동을 한 사람이 그렇지 않은 사람보다 성행위 빈도와 성적인 자신감에서 월등하게 우위를 나타낸다고 한다. 또한 자신의 건강을 위해 꾸준히 체력 관리를 하는 사람들이 보통 사람들에 비해 활발한 성생활을 지속할 수 있다. 그러나 과도한 운동은 오히려 성욕을 감소시킬 수 있으므로 주의해야 한다. 여성의 경우 과도한 운동으로 생리주기가 불규칙해지면 질의 윤활도가 떨어질 수 있으므로 적당한 운동을 해야 한다는 것. 잘 알려진 케겔운동은 여성에게는 질 수축의 강화와 요실금 예방효과를 가져오고, 남성에게는 발기 기능을 강화시켜준다고 한다. 변을 참을 때처럼 항문의 괄약근을 조이는 동작을 매일 100회 정도 꾸준히 반복하면 골반 주위의 근육을 튼튼하게 할 수 있다.

병적 노화에 강해진다

성인병의 원인은 명확하게 밝혀져 있지 않지만 운동 부족, 스트레스,

불규칙한 생활습관, 과로, 과음, 유전적 요인이 원인으로 알려지고 있다. 사회가 발달할수록 과다한 업무와 치열한 경쟁 등으로 특히 여자들은 더욱 운동량이 부족해지게 된다. 이로 인해 노화의 진행 속도가 빨라지고 성인병에 걸릴 확률도 높아지는 것. 운동이 갖는 스트레스 발산 효과는 육체적, 정신적 효과뿐 아니라, 생리적 노화의 속도까지 늦춰준다. 적절한 운동은 혈당치를 낮추고, 중성지방을 줄이고, 근육량을 늘리며, 여러 가지 생활습관병의 위험을 감소시킨다.

02
연령별
운동법

30대

육아와 직장 등의 일상생활이 바쁘기 때문에 불규칙한 식사나 폭식 등으로 몸이 달라지기 시작한다. 근육량은 감소하고 복부, 엉덩이, 허벅지의 피하지방이 점차 늘어난다. 팔뚝과 뱃살은 처지고 탄력을 잃어 쭈글쭈글해지는 데다 복부 내장지방이 늘어나 건강까지 위협하기 시작한다. 특히, 30대 이후부터는 누구나 점차 체력이 떨어지고 비만의 문턱에 들어서게 되므로 평생 짱짱한 몸매와 에너지를 갖고 싶다면 반드시 운동을 해야 한다.

다른 연령대에 비해 시간 투자는 적게 하면서 효과는 더 높일 수 있는 운동을 선택하자. 이 시기에는 유연성을 높여주는 스트레칭이 베스트. 또한 근육의 지구력과 탄력성이 줄어들게 되므로 에어로빅과 빨리 걷기, 조깅 같은 운동을 주 3회 이상, 1회에 30분 이상 규칙적으로 할 필요가 있다. 따로 시간을 내기 힘들다면 기초대사량을 늘리는 데 초점을 맞추면서 일상 생활습관을 운동으로 바꾼다. 아파트 계단 오르기, 대중교통 이용하기, 단거리 걷기 등 시간이 나는 짬짬이 하루 10분이라도 꾸준히 하는 것이 좋다.

40대

근육과 심폐기능의 노화가 빠르게 진행되는 시기로 피로와 지친 일상생활로 인해 몸매를 포기하는 경우가 허다하다. 하지만 '멋진 몸매는 단지 젊은 시절의 추억'이라고 생각한다면 이는 섣부른 판단이다. 특히 복부의 내장지방이 많이 늘어나는 40대 이후. 불필요한 군살이 붙지 않도록 단백질, 미네랄 등 각종 영양소를 고루 섭취하는 게 좋다.

40대 최고의 운동은 스트레스 해소 운동. 특히 스트레스를 많이 받았다 싶은 날에는 조깅으로 흠뻑 땀을 흘리고 몸을 가볍게 해본다. 조깅 시작 후 20분 이후부터 뇌하수체 전엽에서 분비되는 베타 엔도르핀이 항스트레스 호르몬으로 작용해서 스트레스를 빨리 풀어준다고 한다. 운동을 끝내고 반신욕으로 피로를 풀도록 하자.

운동은 유산소 70%, 근육강화 운동 30% 비율로 주 3~5회, 1회당 1시간 정도가 적당하다. 유산소 운동으로는 조깅과 자전거 타기, 근육강화 운동으로는 빨리 걷기와 에어로빅 등을 추천한다. 운동을 하기 전 주의해야 할 것은 부상을 예방하기 위해 운동 전후에 다리와 허리 스트레칭을 해주고, 무엇보다 과도한 운동은 피하라는 것이다.

50대

폐경기로 몸의 변화가 큰 시기다. 하체 쪽 피하지방은 늘어나지 않고 근육량의 감소로 인해 외견상 다리는 좀 더 가늘어지는 편이지만, 복부 내장지방은 급격히 증가하고 팔과 등 같은 상체 위주로 피하지방이 늘어난다. 이렇게 폐경기 여성이 체중과 복부 지방 증가를 보이는 이유는 무엇일까? 폐경기 여성은 운동량과 기초 대사량이 크게 감소하는 데 반해 음식 섭취가 늘어남으로써 체중이 증가한다. 호르몬 변화도 복부 지방 증가에 영향이 크다. 따라서 식사량은 줄이면서 양질의 단백질 섭취를 꾸준하게 해야 한다. 단순히 날씬해 보이려는 목적뿐 아니라 앞으로 있을 질환을 예방할 수 있는 운동이 필요하다.

40대에 비해 시간적 여유가 있으므로 스케줄을 정해놓고 운동을 하자. 운동 종류는 가능한 바꾸지 말고 몸에 익숙한 운동을 위주로 꾸준히 하는 게 중요. 50대는 관절이 약해지면서 몸이 상하기 쉬우며 쉽게 낫지 않기 때문에, 골격을 튼튼하게 해주는 운동이 필요하다. 폐경기 여성이 체중 감량을 위해 음식 조절을 할 생각이라면, 골다공증에 대한 사전 검사를 반드시 받도록 하자. 체중 감량을 하다가 골다공증에 영향을 줄 수 있기 때문이다.

2 / diet

습관이 몸매를 망친다
; 조심해야 할 행동습관

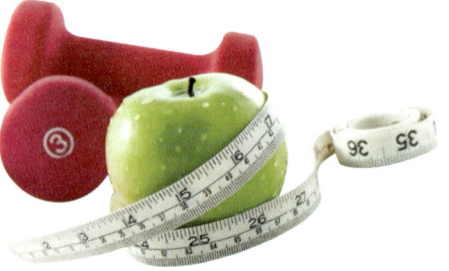

아줌마가 살찌는 이유는 뭘까? 언젠가 친구로부터 재미있는 말을 들었다. 아줌마 무리가 한 식당에 모이면 그린 우먼(green women)이 된다는 것이다. 말하자면 설거지를 할 필요도 없이 깨끗이 먹어 치운다는 뜻이란다. 대식가 아줌마 집단! 그녀들을 대식가로 만든 것은 다름아닌 다음과 같은 아줌마 습관 때문이다.

살 빼기는 자신의 습관을 체크하고 감시하는 데서 시작된다. 위 사항에 해당되는 습관이 많다면, 살을 찌우는 치명적인 습관을 가려내어 뷰티 노트를 만드는 게 중요하다. 반복해서 얘기하지만, 누구나 알고 있는 기본적인 것을 나에 맞게 실천하는 데 아름다움의 비결이 있다. 식습관이나 운동 습관 등은 다른 장에서 자세히 다루도록 할 것이다. 여기서는 일단 '살찌는 아줌마 습관'부터 시작.

살찌는 아줌마 습관

☐ 공짜라면 뭐든지! 외식할 땐 줄 때까지 계속 '더 주세요'를 외친다.

☐ 남편이나 아이의 스케줄에 맞추어 간식, 저녁 등을 2번 먹는 경우가 많다.

☐ 하루하루를 '먹는 낙'으로 산다.

☐ 남은 음식은 버리기 아까워서 입 안으로 깨끗하게 치워 버린다.

☐ 아점(아침 겸 점심), 점저(점심 겸 저녁) 등 불규칙한 식사를 자주 한다.

☐ 걷거나 서있는 것을 싫어한다. 대중교통에서 자리를 차지하기 위해 수단과 방법을 가리지 않고, 그래서 결국 차지한다.

01
여자는
집안일을 하면서
망가진다 »집안일 습관

올바른 자세를 갖자

설거지할 때 허리와 등을 펴는 습관을 갖도록 하자. 일반적으로 아줌마들의 설거지 자세를 살펴보면 '짝다리형'과 '부엉이형'이 많다. '짝다리형'은 한쪽 다리에 몸무게를 싣고 삐딱하게 있는 자세, '부엉이형'은 몸을 웅크리는데 특히 머리와 몸을 많이 숙인 자세다. 이런 자세는 척추나 골반, 목 건강에도 좋지 않은 데다 허리와 다리 부위에 군살이 찌기 쉽다. 부엌의 싱크대가 낮다는 이유로 허리와 등을 구부려 일을 해버릇 하면 나이가 들수록 금방 꼬부랑 할머니 같은 자세가 될 것이다. 그렇다고 무릎을 장시간 굽히는 건 무리가 가기 때문에 허리에 힘을 주고 등을 쭉 편 상태로 무릎을 살짝 굽혀서 설거지를 한다. 그럼 무릎도 튼튼해지고 불필요한 허벅지 근육도 빠진다. 이때 주의할 점은 무릎을 굽힐 때 발바닥 안쪽으로 힘을 줘야 한다는 것. 엄지 발가락과 검지 발가락으로 앉는다고 생각하면 된다.

양쪽 근육을 사용한다

손빨래 할 때, 무거운 짐을 들 때, 아이 돌볼 때 한쪽 근육만을 사용한다면, 한쪽 어깨만 기울어진 자세가 될 것이다. 게다가 한쪽 근육만을 사용하면 접힌 근육으로 인해 주름이 더 쉽게 생길 수 있다. 양쪽 손을 골고루 이용하여 주름을 예방하는 바른 자세를 갖자.

과감히 음식을 버리자

보통 주부들 식사하는 때는 다른 식구들이 다 먹고 난 후다. 게다가 남은 음식이 아깝다면서 다 먹곤 한다. 음식을 남기는 것을 예방하기 위해 처음부터 적당량만 차린 후 모자란 음식은 보충한다. 그래도 음식이 남았을 때에는 과감히 버린다. 아깝다고 생각하지 말고 제시빙을 비렸다고 생각하며 안도의 웃음을 지어보도록 하자.

간은 한 번만 본다

요리를 하면서 자꾸 맛을 보게 되는데, 맛을 보는 횟수만큼 체지방의 수치도 올라간다. 맛볼 때는 조그마한 스푼을 사용하며, 간 맞추기는 조리가 끝나갈 때 한 번만 하도록 한다. 그래도 간이 잘 맞지 않는다면 맛만 본 후 과감히 뱉어내는 용기를 갖도록 한다.

정해진 식사만 하자

온 가족이 함께 식사를 할 때에는 1인분을 미리 챙긴다. 차려진 밥상에서 각각 1인분의 양을 따로 접시에 골고루 담은 뒤 식사를 하고 정해진 양 이상은 먹지 말자.

조리법도 살 빠지는 식단으로

식사 메뉴를 일주일 앞서서 짠다. 장보기 전에는 꼭 메모를 해 가서 칼로리가 낮은 식품 위주로 구입한다. 조리법은 살 빠지는 방법으로 과감히 바꾼다. 다이어트 드레싱을 활용한 야채 샐러드로 웰빙 스타일 밥상을 차려보면 어떨까.

1일 3식을 원칙으로 한다

남편의 늦은 저녁식사로 하루 4끼가 기본이 되어서는 안 된다. 정해진 시간에 하루 세끼를 섭취한다.

엄마가 뚱뚱하면 가족 전체가 뚱뚱해질 수 있다

아이들이 비만이 되는 이유는 상당 부분 엄마에게도 있다. 보통 아이들의 식단은 엄마의 취향에 영향을 받는다. 아이들 음식은 먹을 만큼만 접시에 덜고 음식을 그릇째 식탁에 올려놓지 않는다. 식탁에 오래 앉아 있는 습관을 버리고 식사가 끝난 후에는 즉시 일어나자.

02
단 1초가
보기 싫은
몸매 만든다 》행동 습관

지하철이나 버스에서 아줌마가 아님을 보여주자

지하철이나 버스에선 가능하면 서서 가자. 살 빠지는 소리가 들릴 것이다. 때로 힘이 들 때도 있지만 서있는 자세로 배에 힘을 주고, 심호흡을 하는 것도 이동식 다이어트 방법이다.

되도록이면 주위의 많은 사람들이 알 수 있도록
다이어트 중임을 밝혀라!

모임이 많은 사람이라면, 어쩔 수 없이 음식을 먹어야 하는 상황이 온다. 주변에 미리미리 다이어트를 한다는 사실을 밝혀 되도록 모임에서 주도적인 선택권을 갖는 게 좋다. 메뉴 선택부터 식당 선정까지 다이어트를 도와주는 쪽으로.

TV 드라마 시간은 체조 시간

대부분 TV를 시청할 때 누워서 보거나 무언가 먹으면서 보는 경우가 많다. 매일 30~60분간 하는 드라마를 정해 그 시간 동안은 꼭 맨손 체조라도 한다.

모임에서도 다이어트를 즐거라

외출 전 무엇을 먹을 것인가를 결정하고, 나가기 전에는 먼저 음식을 조금 섭취하고 간다. 나온 음식의 1/2 정도는 미리 친구에게 양보하고 식사를 시작하자. 밥 같은 경우 1/2 공기만 먹고 자극적이거나 기름진 음식은 피하며 알코올은 가능한 한 자제한다. 되도록 먹는 것보다는 사람들과의 이야기에 집중하고, 옆 사람이 자꾸 먹을 것을 권할 때는 강하고 공손하게 거절하자. 남은 음식이 아까우면 싸달라고 요청하는 센스도 잊지 말자.

03
아름다운 여자는
자세도 다르다 »**자세 습관**

걸음걸이에 따라 180도 달라 보이는 몸매

30분을 걸어서 출근하는 20대 남성은 162kcal를 소비하고 여성은 121kcal를 소비하게 된다고 한다. 걷는 방법에 따라 운동 효과를 더 높일 수 있다. 고개는 똑바로 들고 시선은 정면을 바라보며 어깨를 내리고 편안하게 걷는다. 걷거나 일을 하면서도 몸을 조금씩 움직이면서 배에 긴장을 풀지 않도록 한다. 기본은 배를 집어넣는 호흡법이다. 배에 힘을 주고 복식 호흡을 해보자. 아랫배가 들어가 날씬해 보일 뿐 아니라 키도 커 보인다. 지속적으로 하면 뱃살 제거와 힙업 효과도 볼 수 있다.

무거운 물건을 들 때

양쪽 어깨에 번갈아 가방을 메고, 무겁거나 큰 가방은 사용 빈도를 줄인다. 가방을 한쪽으로만 메면 반대쪽 어깨는 올라가고 근육이 뭉친다. 결국 어깨 높이에 차이가 생기고 척추와 골반이 틀어진다. 머리 역시 한쪽으로 기우뚱하게 기울어지므로 주의해야 한다.

서있을 때

한쪽 다리에 힘을 주고 비스듬히 서있는 스타일이라면, 골반이 비뚤어지고 몸의 내장 기관이 제자리에 있지 못해 변비와 소화 불량이 나타나기도 한다. 가슴을 내밀고 배는 집어넣어 허리를 곧추 세운 다음 턱은 몸 쪽으로 가볍게 당겨 서도록 한다. 허리를 반듯하게 세워 서지 않고 고양이 등처럼 구부리고 있으면 골반과 척추에 무리가 간다.

앉아 있을 때

다리를 꼬고 앉으면 허리에 무리가 가고 한쪽으로 기울어진 허리 때문에 골반이 비뚤어진다. 단 등받이에 기대지 않고 다리를 교대로 꼬고 앉는다면 골반의 변형을 어느 정도 막을 수는 있다. 이때 주의할 점은 양쪽 엉덩이에 골고루 힘이 분배되도록 해야 한다는 것.

일을 할 때

집중해서 일을 할 때에는 어깨에 힘을 빼고 하자. 사람은 긴장을 하거나 바쁘게 일하다 보면 본인도 모르는 사이에 어깨에 힘을 주게 된다. 오랜 시간 어깨를 긴장시키거나 웅크리고 있으면 삼각근이 발달하면서 목은 짧아 보이고 어깨는 더 치솟아 보기 싫게 우람해 보인다.

TV 볼 때

소파에 앉아 TV를 볼 때 한쪽으로 기대어 앉지 않도록 한다. 소파에 앉아 있을 때 팔걸이에 팔을 걸고 한 죽으로 오래 앉아 있는 건 허리에 좋지 않다.

잠을 잘 때

엎드린 채 잠을 자는 건 가슴 라인을 망가뜨리는 자세. 무게 중심이 앞으로 기울어 가슴의 지방이 퍼지게 된다. 예쁜 가슴 라인을 만들고 싶다면 바른 자세로 자는 습관을 기르자.

04
스트레스를
피해야 하는 이유 》스트레스 습관

살이 찐다

스트레스는 정신적으로 영향을 줄 뿐 아니라 몸에도 변화를 일으킨다. 가장 대표적인 증상은 식습관의 균형이 깨지는 일이다. 심리적인 긴장이 지속될 때 많이 먹거나 혹은 통 먹지 못하는 사람들의 경우 애써 가꾼 몸매를 잃게 된다. 세계적으로 유명한 가수 브리트니 스피어스가 짧은 기간 동안 '스트레스 살'로 뚱뚱보로 변해버린 사례가 있다.

노화의 주범이다

식생활의 문제가 아니더라도 스트레스로 인해 의욕을 잃고 무기력한

생활을 이어가면 몸도 피부도 기능이 떨어지고 탄력을 잃어 주름이 생기는 등 노화를 앞당기게 된다.

자세를 망친다

스트레스는 어깨 근육을 뭉치게 만들기도 한다. 이는 자세와 연관 지어 이야기할 수 있는데, 제때 근육을 풀지 않으면 자신도 모르는 사이 등이 굽은 C자형 몸매가 되어간다.

신체 기능이 떨어진다

스트레스가 살찌는 원인이 된다. 이는 많이 먹어서가 아니라 신체 반응 때문이다. 소화가 잘 되지 않거나 신진 대사가 잘 되지 않아 몸이 부으면서 살로 이어지는 것. 먼저 마음을 가다듬어 주어야 한다. 산책을 하거나 목욕을 하면서 심신을 안정시키도록 하자. 페퍼민트 향을 맡거나 허브차를 마시면 긴장 완화에 도움이 된다. 스트레스를 줄이는 데는 충분한 수면이 제일 중요하다는 것을 잊지 말자.

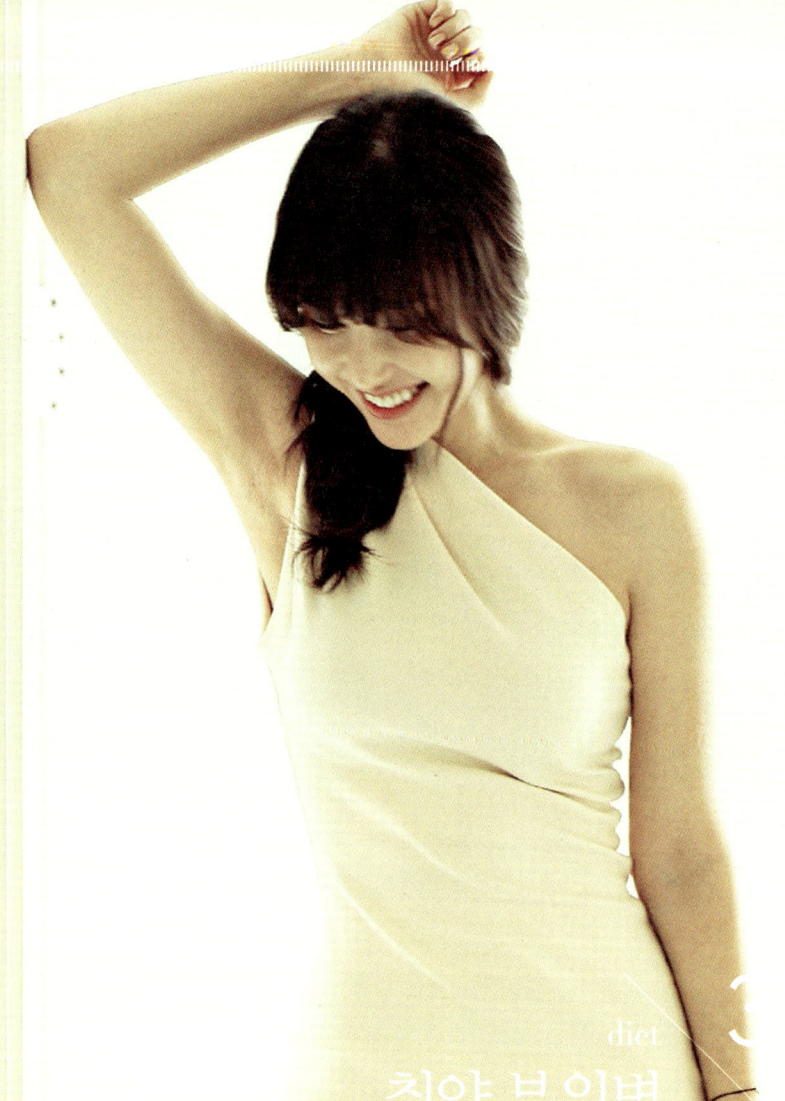

취약 부위별
맞춤 운동처방

30~40대가 넘어서니 몸매는 망가지는데 기력은 떨어진다. 폐경기는 아직 아닌데 에스트로겐 분비가 급격히 감소하고 입맛이 달라지고 신체 리듬이 바뀌어서 더 살찌기 쉬운 체질이 된다. 어렸을 땐 몸무게 조절만 잘해도 봐줄만한 몸매였는데 이젠 체중 조절만 가지고는 '괜찮은 몸매'를 갖기 어렵다. 이런 고민을 가지고 있는 여성들이 많을 것이다. 운동해도 몸매가 예쁘게 잡히지 않는 이유는 체형과 체질이 달라졌기 때문. 따라서 무조건 운동만 하거나 굶어서 빼는 방식으로는 성공할 수가 없다. 아줌마의 취약 부위를 알고 공략해야 할 것이다. 대체로 아줌마 체형은 다음과 같이 2가지로 나눌 수 있다.

아줌마 체형의 2가지

+

전체 비만 체형이면서 부위별 다이어트가 필요한 경우 » 전체 비만인 경우. 우선 집중해야 할 것은 몸무게 줄이기. 몸무게 감량을 확실히 해야 부위별로 운동 효과가 나타날 수 있다.

+

전체적으로 마른 체형이면서 부위별 다이어트가 필요한 경우 » 말랐음에도 불구하고 특정 부위만 살이 빠지지 않는 경우가 있는데, 이럴 경우 몸무게는 그대로 유지한 채 부위별 운동에 집중해야 한다. 들어갈 곳은 잘록하게. 나올 곳은 풍만하게 만들려면 전체 비만 체형보나 더 열심히 운동해야 한다. 매일 조금씩 꾸준히 해야 한다는 것을 명심한다.

01
아줌마 뱃살의
세 가지 유형

+

배 전체가 살찐 유형 》 식욕이 너무 왕성하고 끊임없이 먹는 대식가형

이나 과식형이 많다. 대개의 경우 변비가 있어 아랫배가 항상 묵직하고

팽팽한 느낌이 드는 경우가 많다.

+

윗배만 나온 유형 》 대체적으로 밥을 먹는 시간이 불규칙하고 식사

를 살 거르거나 스트레스를 많이 받아 위장이 나빠진 경우가 많다.

폭식을 하거나 과식을 하면 위가 줄었다 늘었다 하는 과정에서 위

장이 커지고 처져서 윗배가 나온다. 특히, 공복일 때 속이 쓰리고 밥

을 먹어도 소화가 잘 되지 않는다.

+

아랫배만 나온 유형 》 보통 오래된 숙변을 가지고 있는 경우 대장 운동이

활발하지 못해 잘 생긴다. 항상 아랫배에 가스가 차거나 변비가 있어 아랫배

가 볼록하다. 굶거나 폭식하기를 반복하면 장이 규칙적으로 활동하지 못해 변

비가 생기므로 주의해야 한다.

02
뱃살 줄이는
복근 운동

복부의 근력이 약해지면 뱃살이 처진다. 볼록 나온 아랫배는 전체적
으로 볼품없는 몸매로 보이게 할 뿐 아니라 건강에도 나쁘다. 내장에
지방이 축적되는 복부비만은 여러 가지 성인병의 원인이 되기 때문에
하루빨리 회복해야 한다. 살은 찌는 것은 쉬우나 그만큼의 양을 빼는
데는 10배의 노력이 필요하다.

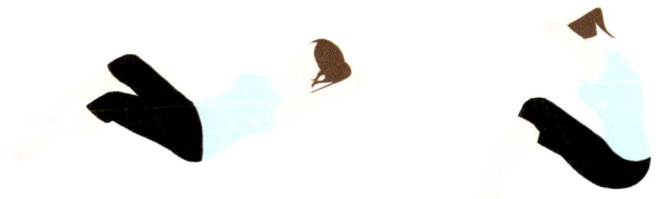

배의 윗부분을 탄력 있게

발목을 고정시켜야 효과가 더욱 커진다. (15회씩 3세트)

❶ 누운 자세에서 무릎을 세우고, 손은 깍지를 낀다.

❷ 그 상태에서 몸을 일으켜 양 팔꿈치가 동시에 무릎에 닿도록 한다.

윗배의 양쪽 옆면을 날씬하게

익숙해지면 허리를 틀어주는 정도를 높여서

효과를 배가시킨다. (15회씩 3세트)

❶ 누운 자세에서 무릎을 세우고, 손은 깍지를 낀다.

❷ 상체를 일으켜 세우면서 양 팔꿈치가 교대로 반대편 무릎

　에 각각 닿도록 한다.

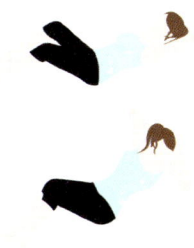

복부 전체의 탄력

비교적 힘이 덜 드는 동작이므로 생각날 때마다 틈틈이 해보자.

❶ 누운 상태에서 다리를 올리고 자전거 바퀴를 돌리는 듯한

　동작을 1분 정도 반복한다.

❷ 상체를 고정시키고 하는 게 포인트.

하복부의 탄력

가장 빼기 어려운 부위. 반복이 중요하다. (15회씩 3세트)

❶ 누워서 다리를 90도로 세운 후 엉덩이와 허리 부분이 약

　간 들릴 정도로 다리를 들어올린다.

❷ 아랫배가 당기는 느낌이 들면 OK. 이 상태에서 약 3초간

　정지했다 내리기를 반복한다.

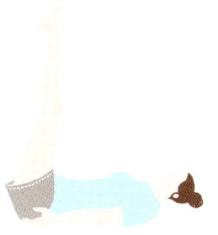

03
굵은 다리
조여주는
탄력 운동

나이 들면 몸매의 탄력이 사라진다. 게다가 운동량이 부족해서 지방
이 허벅지에 쌓이면 스커트를 입기 싫을 만큼 각선미가 망가진다. 다리
의 잃어버린 탄력과 라인을 찾기 위해 매일 다리 근육 운동하기에 도전
하자. 땀이 나지 않으면 효과가 없다. 힘들어도 참고 지탱하는 게 관건.

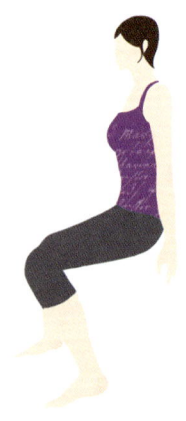

허벅지 전체 탄력

❶ 양발을 어깨 너비로 벌리고 서서 무릎을 구부렸다 펴는
   동작을 반복한다.

❷ 무릎을 구부린 채 20초 정도 멈추면 허벅지의 탄력이 좋
   아진다. 무릎을 구부리는 각도는 45~90도. 허리를 똑바
   로 펴는 것이 포인트.

허벅지 앞부분 탄력

❶ 똑바로 누워서 다리를 쭉 뻗어 올린 후, 무릎을 편다.

❷ 그 상태에서 물장구 치듯 힘차게 다리를 엇갈려 올리기를

　반복한다. 10~15번씩 2세트 정도 반복.

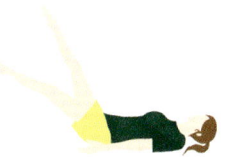

허벅지 안쪽과 바깥쪽의 탄력

❶ 몸을 옆으로 하고 반듯이 누워 한쪽 다리를 쭉 펴서 올린다.

❷ 허벅지 안쪽의 근육이 당기는 느낌이 올 때까지 다리를

　올려야 효과가 있다. 10~15번씩 2세트 정도 반복.

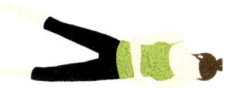

종아리의 탄력

❶ 양발을 바닥에 붙이고 뒤꿈치를 올렸다 내렸다 반복한다.

❷ 시간을 따로 낼 필요 없이 계단을 오르거나 설거지를 할

　때 수시로 한다. 10~15번씩 2세트 정도 반복.

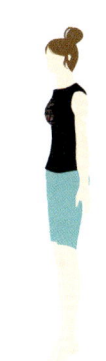

힙업&다리 탄력

❶ 의자 등받이를 잡고 다리를 어깨 너비로 벌린 채 허리를

　세우고 눈은 정면을 바라본다.

❷ 한쪽 다리를 뒤로 쭉 뻗어 45~90도 각도로 올린 채 5초

　간 정지. 반대편 다리도 실시한다. 10회씩 3세트 반복.

04
아줌마 몸매
특별 처방

튼실한 팔뚝

30대가 넘으면 예전과 달리 옷 입을 때 느끼는 가장 큰 변화 중 하나가 팔 부위 살이다. 쉽게 살이 찌는 부위인 팔뚝은 삼두근에 해당되는데, 이는 몸 전체에서 가장 움직임이 없는 근육 중 하나다. 팔 사용량이 많더라도 같은 근육만 반복적으로 사용해서 못난이 팔뚝을 만드는 경우도 많다. 또 다른 이유는 가슴을 쫙 펴지 못하고 구부정한 자세다. 스트레스나 과도한 업무 등으로 목과 근육의 긴장이 심한 경우 팔 부위까지 영향을 미치게 된다. 어깨와 팔, 목의 활동량이 없으면 근육의 움직임이 없어 혈액순환이 잘 안 되고, 기운도 막혀 지방만 왕성하게 쌓인다.

처진 가슴

선천적으로 가슴이 처진 여성들도 있지만, 보통 많은 여성들이 임신, 출산 등의 과정을 거치면서 가슴이 처지고 유두도 아래를 향하게 된다. 나이가 들수록 노화 현상에 따라 가슴의 크기, 사이즈와 상관없이 모양이 흐트러지고 탄력이 떨어져 아래로 처진다. 가슴의 크기는 회복시키기 어렵다. 한번 처진 가슴도 되돌리기 참 어렵다. 하지만 가슴 근육의 탄력을 강화시켜주면 처지거나 급격히 줄어드는 것을 막을 수는 있다. 작아도 처지지 않고 예쁜 모양을 유지하기 위해 덤벨 운동을 꾸준히 해야 한다.

우람한 등살

나이가 들수록 등살이 잘 찌는 이유는 혈액순환이 잘 안 되기 때문. 그리고 여성 호르몬이 줄면서 지방이 축적되기 때문이다. 잘못된 자세나 몸에 맞지 않는 속옷이 상체의 혈액순환을 방해해서 살이 찌기도 한다. 등 부위의 순환이 안 되면 자연히 지방과 노폐물이 쌓여 등이 울퉁불퉁해진다. 꽉 끼는 브래지어도 주변 근육을 압박해 혈액순환에 좋지 않다. 특히 어깨가 구부정한 좋지 않은 자세라면 근육의 압박으로 등살이 더 찌기 쉽다.

군살 없는 등, 팔뚝 만드는 덤벨 운동

청소 등 집안일로 팔뚝과 등살이 '우람'해진 주부들도 덤벨 운동으로 예쁜 몸매를 되찾을 수 있다. 덤벨 운동은 지방을 바로 연소시켜 몸에 불필요한 체지방이 쌓이는 것을 막아준다. 처음부터 무리한 동작은 근육통을 유발할 수 있으니 거울을 보며 정확한 자세로 천천히 한다. 한두 번으로 큰 효과를 기대하지 말 것. 하루 15분 정도 매일 꾸준히 하다 보면 어느덧 거울 속에서 달라진 모습을 보게 될 것이다.

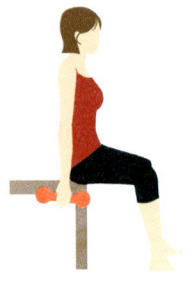
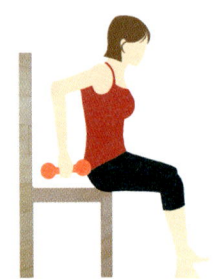

등에서 팔 라인까지 탄력 주기

등에서 어깨, 허리, 팔뚝까지 걸쳐있는 근육을 단련하는 운동. 상체가 흔들리지 않게 복부에 힘

을 주고 팔꿈치를 옆구리에 밀착한다.(10초씩 3세트)

❶ 양손에 덤벨을 들고 허리를 곧게 세운 후 의자 끝에 살짝 걸터앉는다.

❷ 숨을 들이마시면서 덤벨을 천천히 들어올린다. 등과 팔뚝 뒤쪽 근육을 최대한 수축시키면서

　팔꿈치가 90도 각도가 되도록 한다.

가슴 부위 근육 강화

덤벨을 가슴 부분까지 들어 올리는 동작.(10초씩 3세트)

❶ 편하게 선 자세로 양손에 덤벨을 들고 허벅지 옆쪽에 둔다.

❷ 앞으로 천천히 덤벨을 들어 올리며 가슴근육을 강화시킨다.

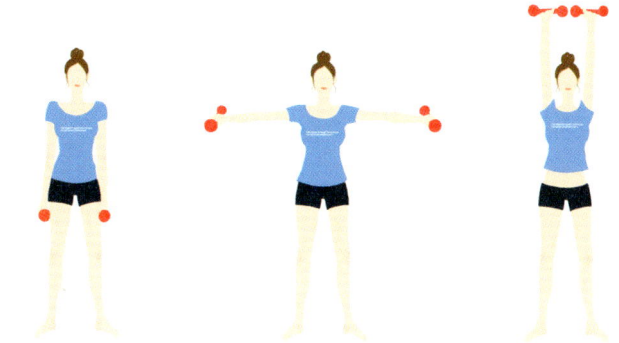

어깨에서 팔 라인 가다듬기

양 팔을 양 옆으로 올리는 동작으로 어깨에서 팔로 이어지는 부위에 탄력을 준다.(10초씩 3세트)

❶ 덤벨을 잡고 정면을 바라본 채 선다.

❷ 팔꿈치를 약간 구부린 채 천천히 어깨에서 수평이 되게 덤벨을 들어 올린다.

❸ 잠시 멈춘 다음 양손을 머리 위쪽으로 들어 올린다. 이때 양손이 어깨보디 약간 높이 올라가

　면 손등의 방향을 뒤쪽을 향해 틀어준다.

팔 윗부분 탄력 주기

덤벨을 머리 위로 들어 올려 굽혔다 펴는 동작으로 팔 위쪽 근육을 단련해준다.(10초씩 3세트)

❶ 한 손에 덤벨을 들고 머리 위로 올리고 다른 손으로는 팔을 받쳐 고정시킨다.

❷ 팔의 각도가 90도가 될 때까지 머리 뒤로 굽힌 다음, 팔꿈치가 움직이지 않도록 주의하면서

　팔을 편다. 좌우 교대로 실시.

팔 뒤쪽 라인 날씬하게

반대쪽 팔을 뒤쪽으로 뻗어주는 동작으로 팔 위쪽과 뒤쪽 근육을 날씬하게 해준다. 어깨는 고정시키고 팔 근육만 사용해야 효과를 볼 수 있으므로 주의.(10초씩 3세트)

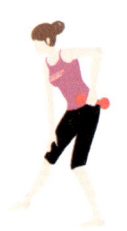

❶ 한쪽 무릎에 손을 고정하고 덤벨을 든 팔의 팔꿈치를 90도로 유지한다.

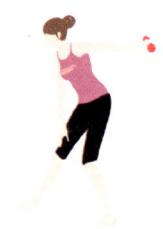

❷ 덤벨을 든 팔을 뒤로 그대로 올렸다 다시 90도 자세로 돌아온다. 손을 올리고 내릴 때 팔꿈치가 움직이지 않도록 주의한다. 좌우 교대로 실시.

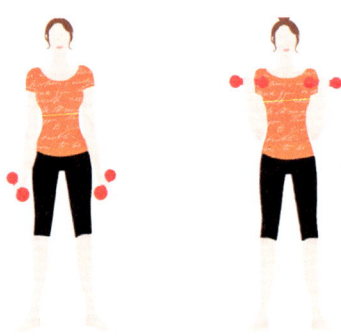

팔뚝 군살 빼기

덤벨을 몸 쪽으로 잡아당기는 동작으로 팔뚝의 안쪽 군살을 빼고 모양을 잡아준다.(10초씩 3세트)

❶ 양발을 벌리고 서서 무릎을 구부린 채 덤벨이 위로 오도록 팔을 내린다.

❷ 팔꿈치를 굽혀 덤벨을 그대로 들어 올린다. 이때 팔꿈치와 상체는 고정시킨다.

스트레칭으로 근육 풀어주기

처음부터 무리하면 팔에 근육통이 생기기 십상.

❶ 왼쪽 팔을 오른쪽 가슴 방향으로 접고 오른쪽 팔로 눌러

주며 정지. 반대편도 각각 10초간 정지하며 2번 반복.

❷ 한쪽 팔을 머리 뒤로 넘겨 다른 손으로 반대편 팔꿈치를

당겨 스트레칭한다. 각각 10초간 정지하며 2번 반복.

❸ 양쪽 팔을 등 뒤로 넘겨 깍지를 끼운다. 10초간 정지.

2회 반복.

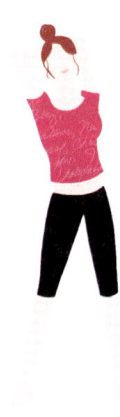

4 / diet

살이 빠지는
식습관

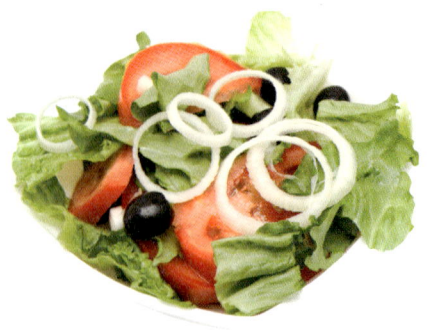

01
제대로 먹으면
살이 빠진다

+

세끼 식사를 규칙적으로

간단하게라도 아침식사를 하고, 저녁은 절대 굶으면 안 되며, 소식을 하는 것이 중요. 아침을 건너뛰면 점심에 먹는 양이 많아진다. 점심을 적게 먹더라도 저녁에 과식하기 마련. 아침을 굶으면 전날 밤부터 공복 상태가 이어져 체내 에너지 흡수율이 높아지므로 체지방으로 쌓이기 쉽다. 아침에 바쁘거나 식욕이 없을 경우 선식 또는 과일로 대신하도록.

+

짜게 먹는 식습관을 바꾸자

우리 음식에는 김치나 젓갈류처럼 발효식품이 많아 자연스레 소금을 많이 섭취하게 된다. 과다한 소금 섭취는 고혈압, 위암, 뇌출혈 등 건강 이상의 원인이 되며, 신장에 부담을 준다. 또 몸에 축적된 수분은 부종을 일으켜 혈액순환을 방해한다.

+

술을 자제하자

알코올은 몸 속에 들어가 열을 내기 때문에 수분의 증발과 배설을 유도한다. 따라서 물을 평소보다 더 많이 마시게 된다. 술의 칼로리는 또 얼마나 높은가. 술은 직접적으로 지방화되지는 않지만 체지방률이 전체적으로 높아진다.

+

식이섬유의 섭취량을 늘리자

식이섬유는 식사 후 콜레스테롤을 흡착하여 몸 밖으로 배출하는 생리적 기능이 있다. 또 대장 건강에 도움을 주고 포만감을 주어 과식을 방지하도록 도와준다.

+

천천히 먹는다

음식을 15~20번 정도 씹어서 삼키도록 노력하고 사이사이 간격을 두고 음식을 먹도록 하자. 즐거운 대화를 나누면서 천천히 단란하게 식사를 한다. 사람의 몸이 포만감을 느끼는 시점은 식사를 시작하고 20분 전후. 그 전에는 먹는 양에 상관없이 포만감을 잘 느끼지 못한다.

+

혈당지수가 낮은 식품을 먹는다

얼마나 먹는가도 중요하지만 메뉴의 선택 또한 다이어트의 중요한 포인트가 된다. 같은 양을 먹더라도 혈당지수가 낮은 식품을 먹으면 살이 찌는 것을 막을 수 있다. 혈당지수가 60 이상이면 혈당지수가 높은 음식이고, 그 이하면 낮은 음식으로 분류된다. 현미, 채소류, 해조류, 유제품 등이 혈당지수가 낮은 음식. 혈당지수가 높은 음식은 설탕, 과자, 음료수, 알코올, 튀긴 음식 등이다. 같은 탄수화물이라도 당분이 많아 몸 속에서 산화 작용이 많이 필요한 케이크나 초콜릿 등은 피부 노화를 촉진시키는 주범. 대신 포도당으로 변하는 속도가 빠른 구운 감자, 흰 빵 등을 섭취하도록 하자.

+

자연식 위주로 식탁을 차린다

가공식품이나 패스트푸드는 영양소가 부족한 반면 열량이 높기 때문에 살이 찌는 원인이 된다.
제철 식품과 유기농법으로 재배한 채소 위주의 자연식을 하는 것이 좋다. 충분한 섬유질을 섭취
하면 장이 깨끗해지는 효과도 얻을 수 있다.

+

외식을 자제하자

외식할 때 먹는 음식의 경우 사람들을 유혹하기 위해 자극적인 조미료를 많이 사용하게 마련이
다. 그리고 돈을 내고 먹는 밥이다 보니 배가 불러도 아까워 더 먹게 된다. 그 아까워서 먹는 음
식의 양만큼 살도 찌기 쉽기 때문에 절제해야 한다.

+

식사에만 집중하자

밥을 먹을 때 TV를 보면서 먹거나, 책, 심지어 컴퓨터를 하면서 먹으면 신경이 분산되어 포만감
을 쉽게 느끼지 못하게 된다. 식사가 끝난 후에도 움직이지 않고 다른 일을 하기 때문에 소화에
도 좋지가 않다. 식사를 할 때만큼은 다른 일에서 떠나 식탁에서 먹도록 하자.

+

음식은 밝은 곳에서 확인하면서 먹자

다이어트를 결심하고도 너무 배가 고픈 나머지 밤에 어두운 주방에서 음식을 먹어본 기억이 한
번쯤 있을 것이다. 어두운 곳에서 먹게 되면 시각적 정보가 적어지기 때문에 얼마나 먹었는지를
모르게 된다. 그래서 보통 먹는 양보다 훨씬 많은 양을 먹게 되기도 한다.

+

영양 균형을 위해 보조제를 섭취하자

다이어트를 하다 보면 영양 불균형을 초래할 수 있다. 건강 보조식품이나 영양 보충제를 함께 섭취한다. 건강 보조식품은 복용 전 제품설명서를 살펴 섭취량과 방법, 유효기간을 꼭 확인하자. 영양 보충제는 비타민과 무기질 성분이 고루 들어있는 것으로 고르도록 한다.

02
건강과
다이어트를
함께 잡는 음식

단백질

두부 63kcal 》 약알칼리성 음식으로, 야채를 먹은 뒤 두부를 먹으면 포만감도 커질 뿐만 아니라 야채로 인해 생긴 위산을 중화시킬 수 있다.

콩(콩자반 1인분(30g)에 100kcal) 》 간장, 된장, 두부 등의 원료가 되는 콩에는 사포닌이 함유되어 지방을 연소시키고 중성지방을 낮춰준다.

계란(날계란=80kcal 찐 계란=100kcal 프라이=150kcal) 》 양질의 단백질 공급원.

야채&곡류

양상추 10kcal ›› 아삭아삭하고 고소한 맛과 더불어 칼로리가 적다. 드레싱은 되도록 넣지 않고 올리브 오일을 약간 뿌려 먹자.

브로콜리 28kcal ›› 비타민 C와 식이섬유가 많아 다이어트와 피부미용에 좋은 식품. 고기와 함께 먹으면 동맥경화나 고혈압 예방에 좋다. 살짝 데쳐서 줄기까지 함께 먹는다.

오이 19kcal ›› 오이는 칼로리가 낮고 포만감이 크다.

양배추 22kcal ›› 양배추에 들어있는 칼륨은 염분의 과다 섭취로 인한 부종을 막아준다.

고추 3kcal ›› 고추에 들어있는 캡사이신은 지방 연소에 효과적이며, 고추에는 비타민 C가 많이 들어있어 면역력을 높이고 다이어트로 지친 몸에 활력을 준다.

양송이버섯 23kcal ›› '산속의 쇠고기'라 불리는 버섯은 암을 예방하는 것은 물론, 칼로리가 적어 다이어트 식품으로도 각광받고 있다. 되도록 빠른 시간 안에 조리해서 먹는다.

잡곡밥 313kcal ›› 현미 등을 섞은 잡곡밥은 흰 쌀밥에 비해 섬유질이 4배나 많이 들어있기 때문에 포만감을 줘 폭식을 방지한다. 혈당 조절을 해서 비만을 예방한다.

해산물 종류

굴 3kcal ›› 고단백 저칼로리 식품의 대표주자인 굴은 비타민 C, 비타민 E 함유량이 쇠고기의 2배, 요오드는 우유의 200배나 많아 피부를 윤기 있게 하고 골다공증을 예방한다.

미역 12.6kcal ›› 체내에 쌓인 중금속이나 농약 성분 등 노폐물 배설을 돕는 대표적인 해독 음식. 장 운동을 활발하게 해서 변비에 효과적. 나쁜 콜레스테롤은 줄이고 좋은 콜레스테롤은 증가시킨다. 부기를 가라앉혀 하체 비만형에 좋다. 비타민 B1과 B2가 피부노화를 예방한다.

곤약 0kcal 》 풍부한 미네랄로 대표적인 다이어트 음식. 포만감이 높아 과식을 방지한다. 97%가 수분으로 이루어져 있고 섬유질이 풍부해 장과 위의 노폐물 배설을 돕고 지방 흡수를 조절해 변비에 효과가 있다.

다시마 19kcal 》 해조류는 칼로리는 낮고 포만감을 주는 식품으로 다이어트에 특히 좋다. 열을 가할 경우에는 영양분이 빠져나가기 쉬우므로 살짝 데쳐 먹는다.

흰 살 생선 50kcal 》 다이어트를 할 때 단백질 공급원으로 좋은 재료가 생선이다. 등 푸른 생선보다 흰 살 생선이 칼로리가 적다. 석쇠에 구워 한 끼에 한 토막 정도 먹는다.

연어 구이 112kcal 》 연어에는 노화를 방지하고 신진대사 기능을 활성화시키는 핵산이 풍부하게 들어있다. 대사 기능이 떨어지면 살찌기 쉬운 체질이 된다.

03
다이어트 중
절대 피해야 할
음식

튀긴 음식

밀가루나 빵가루를 묻혀 튀긴 음식은 기름 흡수율이 높아 한번에 15~20g 정도의 기름을 흡수한다. 1일 1500kcal 기준의 다이어트 식단 가운데 기름 권장량은 15g 이내.

마가린&마요네즈

마요네즈는 식물성 기름이라는 말에 동물성 지방에 비해서 지방이 적게 들어있다고 생각한다. 그러나 두 가지 모두 고열량이므로 주의하자. 마가린, 버터 1큰술에 90kcal에서 100kcal 정도. 하지만 그 이상인 경우가 많으므로 되도록 사용하지 말자.

자장면, 라면

면류가 정말 먹고 싶을 때는 일반 국수를 삶아 양념장에 비벼 먹거나 멸치 국물에 담백하게 끓여 즐기자. 정 라면을 먹고 싶을 땐 일단 끓인 물에 살짝 데쳐 건져낸 후 건져 다시 끓이면 기름기를 많이 줄일 수 있다.

흰쌀, 흰 밀가루, 흰 설탕

방부제투성이인 밀가루나 살아있는 쌀눈을 떼어버린 백미 등은 당질이 주성분이다. 지나치게 먹으면 공복감을 쉽게 느끼고 대사에 필수적인 비타민, 미네랄의 결핍이 생길 수 있다.

통조림 식품

통조림이나 병조림에는 설탕과 기름이 많이 들어있다. 반면 각종 비타민이나 미네랄은 적다. 꼭 먹어야 한다면 기름을 제거한 후 먹도록 한다.

빵 종류

빵에는 고열량의 생크림이나 초콜릿 등이 들어있을 뿐 아니라 그렇지 않은 경우에도 보이지는 않지만 매우 많은 양의 설탕이나 버터가 들어간다. 예를 들어 파운드 케이크는 설탕이 1파운드 (약 500g) 들어가서 파운드 케이크라는 이름이 붙었을 정도다.

청량음료 커피

청량음료는 인이나 설탕이 많이 들어가 있으므로 다이어트 중에는 가능하면 마시지 말도록. 과다한 양의 인은 칼슘 흡수를 막는다. 커피 한 잔을 마실 때마다 프림 3~4작은술을 넣는다면 식빵 1쪽을 먹는 것과 마찬가지. 커피 역시 다이어트 중 부족해지기 쉬운 칼슘 흡수를 방해한다.

차가운 음식

아이스크림은 콘 하나의 칼로리만 100kcal가 넘으며, 그 위에 담은 아이스크림 덩어리는 300kcal에 육박한다. 간식 하나로 400~500kcal의 열량을 순식간에 섭취하는 것이다. 찬 음식을 많이 먹으면 몸 안의 내장 기관의 활동을 나쁘게 해 영양분의 체내 순환을 떨어뜨린다.

04
뚱보가 되고 싶다면
원푸드 다이어트를 해라

'원푸드 다이어트'는 섭취 열량이 한꺼번에 줄어들면서 초기에 반짝 효과를 본다. 그러나 대부분 몇 가지 부작용을 겪은 후, 체중이 원상 복귀되거나 혹은 이전보다 더 불어나게 된다.

원푸드 다이어트는 한마디로 '무식한' 방법이다. 몸에 필요한 6대 영양소(탄수화물, 지방, 단백질, 비타민, 무기질, 물)를 섭취할 수 없는 식단을 내 몸에 강요하기 때문이다. 6대 영양소 중 하나라도 결핍이 되면 우리 몸은 즉각적으로 반응한다. 호르몬 수치가 변해서 식욕이 증가하고, 정신과 몸 모두 크게 스트레스를 받고 건강 또한 나빠진다. 피부가 푸석해지거나, 얼굴에 트러블이 생기거나, 신경이 예민해지고, 현기증을 느낄 수도 있다. 결과적으로는 예전보다 더 살찌기 쉬운 체질로 바뀐다. 한 가지 예를 들어보자. 탄수화물을 극단적으로 끊게 되면 근육이 만들어지지 않아 체내의 단백질 합성이 중지된다. 탄수화물은 우리 몸에 에너지를 공급하는데, 부족한 경우는 근육이 대신 에너지원으로 쓰인다. 근육이 줄어들면 신진대사도 낮아지기 때문에 같은 양을 먹어도 살이 찌기 쉬워진다. 성공하는 다이어트, 롱런하는 다이어트를 원한다면 가벼운 식단과 동시에 운동을 병행해야 한다.

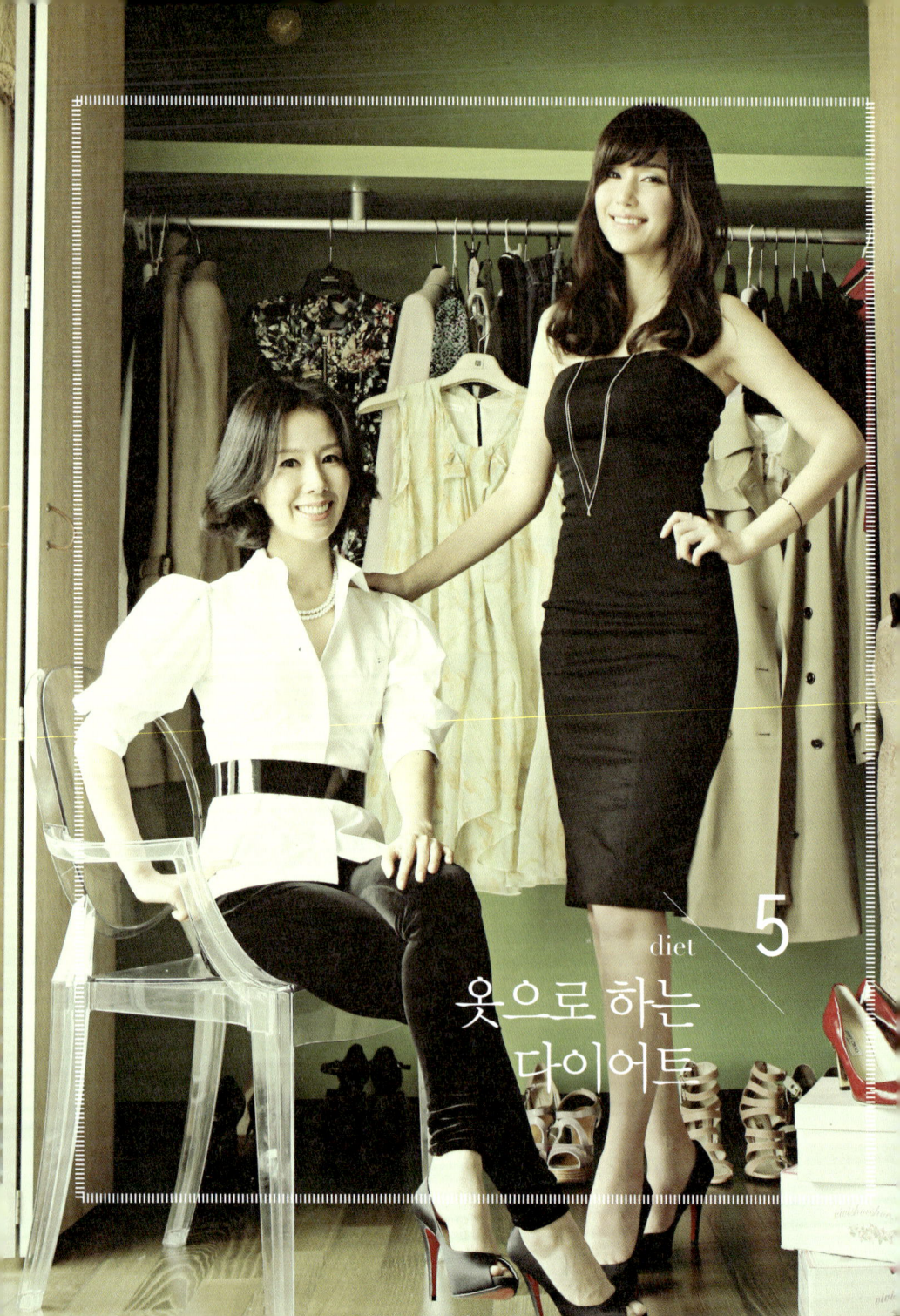

diet 5

옷으로 하는
다이어트

아줌마 체형의 특징은 키가 작다, 배가 나왔다, 상체가 크다, 엉덩이가 크다 등이다. 그래서 옷을 입은 모습들이 다 비슷비슷하다. 가리고 싶은 부위를 무조건 덮거나 사이즈를 크게 입는 것. 무조건 가리려고 하지 말자. 또 옷의 사이즈에 너무 연연하지 말자. 77을 입어도 눈으로 보기엔 뚱뚱해 보이지 않을 수 있다. 대신 몸의 장점을 살려줄 수 있는 컬러나 실루엣, 소재, 디테일 등에 신경을 쓰자.

너무 얇거나 두꺼운 옷은 몸을 더 뚱뚱해 보이게 할 수 있으므로 적당한 두께가 중요하다. 20대 때처럼 몸매의 볼륨을 살리려고 애쓰지 않고 옷의 작은 디테일을 이용해 비어져 나오는 군살들을 잘 가릴 수 있다면 성공적인 옷 다이어트 방법. 블라우스 깃을 살리거나 원색 계열의 스커트를 입거나 과감한 목걸이를 걸치는 등 한 부분에 포인트를 주는 것도 좋다. 벨트가 달린 조끼로 허리 라인을 자연스럽게 만들어준다거나 숄, 스카프를 우아하게 둘러주면 가리고 싶은 부위도 커버하고 멋도 낼 수 있다.

01
흔히 범하는
실수 6가지

+

화려한 프린트의 옷

화려한 것을 좋아하지 않던 여성도 나이가 들면 달라진다. 중년이 되면 왠지 모던한 색상은 얼굴이 칙칙해 보인다는 생각이 들어 대부분 화려한 색, 화려한 무늬의 옷을 구입하게 된다. 그러나 이런 옷은 최고의 스타일리스트가 아니면 부담스럽고 촌스러워 보이기 쉽다. 옷보다는 구두, 가방, 스카프 등 소품에 화려한 컬러나 프린트로 포인트를 주는 게 낫다.

+

밝은 원색의 옷

나이가 들면 왠지 옷이라도 곱게 입어야 할 것 같은 강박감 때문에 젊을 때 무채색을 즐겨 입던 이들마저 밝은 색을 찾는다. 화려한 색상의 옷을 입으면 얼굴까지 밝아 보일까? 밝은 원색은 순간적으로 튀어 보일 수는 있지만, 그 화려함에 눌려 정작 옷을 입은 주인공은 우울해 보일 수 있다. 다양한 톤의 베이지. 그레이 등 중간색을 바탕으로 하여, 원색은 얼굴에서 먼 쪽부터 가까운 쪽으로, 작은 것에서 큰 아이템의 순으로 매치해보자. 벨트, 구두, 가방에서 시작하여 자신감이 붙으면 스카프나 스커트, 혹은 재킷 순으로 옮겨가면 된다.

+

사모님 정장

타이트한 스커트에 허리 밑으로 내려오는 길이의 재킷은 몸매의 단점을 오히려 드러낸다. 가운데가 잘리는 투피스보다는 세로로 길게 이어지는 원피스와 엉덩이를 가리는 길이의 긴 재킷을 입어 몸매를 날씬해 보이게 하자. 키가 작은 편이라면 원피스에 짧은 재킷이나 카디건을 매치하는 게 좋다. 또는 원피스 형태로 디자인된 롱 재킷이라면 키도 커 보이고 날씬해 보일 것이다. 옷 아래로 떨어지는 큰 주름이 있으면 직선의 착시효과로 몸매를 날씬해 보이게 할 수 있을 뿐 아니라, 숨겨진 살을 옷의 주름을 이용해 커버할 수 있다.

+

아코디언 치마

주름이 심하게 퍼지는 아코디언 치마는 몸매를 통짜로 보이게 하거나 하체를 부해 보이게 할 수 있다. 차라리 풀 스커트와 셔츠를 매치하면 아랫배도 가려지면서 스타일리시해 보인다.

+

5부, 7부 바지

시원하고 젊어 보이는 효과를 내긴 하지만, 어중간한 길이로 인해 다리가 짧아 보인다. 특히 통이 넓은 바지를 입으면 부해 보이면서 더 짧은 다리로 보인다. 또한 발목이 훤하게 드러나므로 가는 발목을 갖기 어려운 아줌마 체형에겐 NG.

+

달라붙거나 헐렁하거나

속옷으로 인해 생긴 두 겹, 세 겹의 등살을 가진 여성들을 여름이면 늘 보게 된다. 살이 찐 것이 문제가 아니다. 상의 선택이 잘못된 것. 스판 소재는 살의 움직임을 적나라하게 보여주므로 오히려 활동하기가 불편하다. 달라붙는 것도 뚱뚱해 보이지만 반대로 너무 헐렁한 티셔츠나 재킷도 통통한 몸을 더 부각시킨다. 등 라인을 팽팽하게 해줄 속옷부터 챙기는 것이 먼저 해야할 일. 팔과 가슴 부위는 적당히 넉넉하게, 허리선은 살짝 잘록하게 실루엣이 잡힌 디자인을 고르도록.

02
3kg 날씬해지는
옷 다이어트

+

같은 컬러 톤으로 길어 보이는 효과

같은 계열의 컬러를 매치하면 상하로 길어 보이므로 복잡한 컬러 매치는 피한다. 모자나 신발도 중요한 소품이다. 소품까지 같은 컬러 계열로 맞춰주면 더 길고 날씬해 보이는 효과가 있다. 단 포인트 컬러 하나씩은 주는 게 좋다.

+

1:1 또는 1:1.5 황금비율의 비밀

날씬하게 보이는 요인은 아이템이 아니라 아이템을 매치하는 방법에서 나온다. 상의와 하의의 비율을 1 대 1, 혹은 1 대 1.5의 비율로 맞추면 날씬해 보인다. 요즘 유행하는 옷은 1:1이나 1:1.5의 비율로 입는 것이 좋은데, 특히 무릎 길이 스커트(1:1)와 9부 바지(1:1.5)가 날씬해 보인다. 아이템 이나 컬러와 상관없이 날씬해지는 길이의 비율은 꼭 기억해두자.

+

V넥과 직선으로 날씬한 느낌 강조

곡선보다 직선 라인을 입도록 한다. 상의나 하의 아이템은 전체적으로 곡선 라인보다는 사선이

나 직선 라인이 더 날씬해 보인다. 특히 네크라인은 날씬한 V넥이 기본으로, 옆 선과 소매도 단단한 소재로 직선으로 떨어지는 것이 예쁘다.

+

디테일로 시선 분산

의상 자체의 무늬나 주름, 컬러 등의 디테일과 벨트, 가방 등의 소품으로 시선을 분산시킨다. 옷 위에 큼직하게 잡힌 주름은 아래로 떨어지면서 직선의 착시효과를 줄 수 있다. 심플한 H라인의 블랙 원피스를 입는다면, 소매나 네크라인 부분에 화이트로 포인트가 들어가 있으면 살도 감출 수 있고 에지 있어 보인다. 여기에 레드 컬러나 퍼 소재의 가방으로 포인트를 주면 시선이 분산 되어 날씬해 보이는 효과를 줄 수 있다.

+

어정쩡한 길이는 피하자

팔뚝이 뚱뚱하다고 무조건 긴 팔만 입는 습관은 이제 그만. 어깨가 넓은 사람, 가슴이 큰 사람, 팔뚝이 굵은 사람에게 어울리는 길이를 찾아보자. 팔뚝은 두꺼운데 팔목이 얇다면 7부 소매가 매력적일 것. 어깨가 넓다면 반소매 셔츠에 조끼를 레이어드해서 입으면 뱃살도 가려지고 어깨 도 좁아 보인다. 허벅지를 감춘다고 어정쩡한 반바지를 입는 것보다 아예 짧은 바지를 입어 시 원하게 보이는 게 더 낫다.

03
부위별
고민 해결하는
옷 다이어트

팔뚝 살이 고민일 때

집안일을 하고, 아이를 안고 있는 시간이 늘어나면서 팔뚝이 점점 굵어지는 것을 느낄 수 있다. 더운 여름에도 민소매 티셔츠는 꿈도 꾸지 못하고, 재킷이나 셔츠를 고를 때도 항상 꼭 끼는 팔뚝 때문에 고민이 된다. 팔뚝이 굵은 사람이라면 슬리브리스나 타이트한 소매 상의, 팔이 끼는 부분에 주름이 생기는 셔츠나 블라우스는 피한다. 소맷부리로 갈수록 넓게 퍼지는 재킷과 선명한 컬러의 체크 셔츠를 레이어드해 굵은 팔뚝을 커버하도록 한다. 기모노 스타일의 소매는 팔뚝은 물론 배까지 커버할 수 있지만, 하의는 타이트한 팬츠로 밸런스를 맞춰야 뚱뚱해 보이지 않는다. 밝은 색 긴 팔 티셔츠와 어두운 색 짧은 팔 티셔츠를 레이어드해 입어도 팔뚝이 날씬해 보인다. 신축성 좋은 면 소재 티셔츠를 고르도록 한다.

등살이 고민일 때

등살은 쉽게 빠지지도 않고 늘 상체에 신경을 쓰이게 하는 부위다. 니트, 새틴, 저지 소재를 피하고 상의는 어두운 색상으로, 하의에 밝은 색 포인트를 주어 시선이 가게 한다. 어두운 색상을 입으면 우람한 등이 작아 보이는 효과가 있다. 화려한 프린트가 있거나 컬러풀한 치마는 하체에 시선이 가게 만들어준다.

타이트한 상의를 입으면 가슴 옆과 등 부분의 군살이 그대로 드러난다. 하지만 불룩한 등살은 브래지어만 잘 선택해도 얼마든지 가릴 수 있다. 특히 브래지어의 경우 밑 가슴 둘레와 컵 사이즈를 제대로 알고 있는 여성이 그다지 많지 않다. 올바른 사이즈의 브래지어는 착용 시 가슴과 브래지어 사이에 손가락이 들어가지 않으며 앞 선과 뒷 선이 수평을 이룬다. 날개의 폭이 넓거나 안쪽 부분에 파워네트 원단을 사용한 브래지어는 옆구리와 등의 군살을 잘 잡아주어 매끄럽고 깔끔한 실루엣을 연출해준다.

뱃살이 고민일 때

가슴이나 허리 부분에 디테일이 있어 시선이 아랫배로 내려가지 않는 의상을 선택한다. 밑단이 사선으로 잘린 티셔츠는 아랫배는 물론 엉덩이와 허벅지도 날씬해 보이게 한다. 길고 루즈한 원피스는 블랙 컬러

레깅스를 매치해 아랫배를 커버할 수 있다. 원피스의 무늬는 크기가 작아야 뚱뚱해 보이지 않는다. 가장 좋은 것은 블랙 혹은 단색의 컬러 원피스. 몸에 피트되는 원피스를 입고 싶다면 몸매가 드러나지 않는 직선의 H라인을 입자.

레이어드 스타일을 적절하게 활용한다면 나온 배도 가려주고 센스 있는 옷차림을 연출할 수 있다. 자수나 프린트가 들어간 약간 넉넉한 실루엣의 셔츠를 스커트나 팬츠와 함께 코디하고 여기에 와이드 가죽 벨트를 착용하면 배가 나온 부분을 넓은 벨트가 가려주면서 슬림해 보이는 효과도 있다. 벨트는 의상과 동일한 색상보다는 튀지 않으면서 포인트가 되는 색을 선택하는 것이 좋다.

굵은 허벅지가 고민일 때

몇 가지 아이템을 잘 활용하면 굵은 다리도 커버하면서 여성스러운 스타일을 연출할 수 있다. 상의를 하의보다 밝고 눈에 튀는 컬러로 코디하면 시선이 상체로 집중돼 하체가 두드러져 보이지 않는다. 허벅지를 가려주는 A라인이나 H라인 스커트를 입고 롱 부츠를 신으면 통통한 종아리까지 커버되어 하체가 날씬하고 길어 보인다.

길이가 짧은 반바지를 입고 싶다면 무릎 길이 정도인 것을 선택하거나, 무릎 위로 올라오는 길이의 팬츠라면 레깅스와 함께 연출해보자.

무릎에서 약간 올라오는 길이의 앞 주름 있는 반바지는 허벅지를 날씬해 보이게 하는 효과가 있다. 바지 라인은 부츠컷 팬츠가 베스트. 허벅지는 잘 맞고 무릎 아래 선에서 퍼지는 부츠컷 팬츠는 다리를 가늘어 보이게 하는 최고의 아이템. 부츠컷 팬츠를 입을 때 상의를 짧고 밝은 컬러로 선택하면 다리가 가늘어 보인다.

몸에 피트되는 하의를 입고 싶다면 하의와 슈즈 컬러를 동색 계열로 맞추거나 심플한 디자인의 부츠로 커버해 다리 라인이 드러나지 않도록 한다. 허벅지를 덮는 롱 재킷이나, 무릎 길이 트렌치코트는 하체 커버용으로 최고의 아우터다.

어깨가 벌어진 스타일

목 라인을 깊게 파서 가슴으로 시선을 모아보자. 슬리브리스를 입을 때는 너무 파이거나 어깨를 덮지 않는, 어깨 라인까지 오는 디자인을 선택한다. 지나치게 피트되는 상의는 넓은 어깨를 더욱 부각시킬 수 있고, 큰 무늬가 있는 상의는 시선을 상체 쪽으로 집중시키는 만큼 피하는 것이 좋다.

가슴이 커서 둔해 보일때

무엇보다도 스판 소재의 옷은 절대 피하도록. 몸에 너무 딱 붙는 스판 티셔츠는 보는 사람을 부담스럽게 한다. 가슴 부분이 깔끔하게 처리된 수트나 원피스를 입도록 한다. 달라붙는 실루엣의 소재는 니트 정도가 무난하다. 너무 직선적이거나 모던한 디자인은 피하고 곡선을 살리는 디자인이 효과적이다. 부드러운 곡선은 섹시한 여성의 매력을 돋보이게 한다. V넥이나 일직선 또는 곡선 처리한 앞 트임의 옷이 적당하다.

살이 빠져 작은 가슴이 고민

가슴 부분에 장식이 있는 상의를 입는다. 디테일을 살린 옷이라면 너무 헐렁하게 입는 것은 피하고 몸에 적당히 달라붙으면서 전체적인 라인은 심플한 것이 좋다. 가슴 선에 커팅이 있고 잔잔한 주름이 들어간 엠파이어 라인의 원피스를 입으면 효과적. 여성미가 돋보이는 블라우스나 원피스 같은 옷을 입을 때는 옷맵시가 나지 않고 어색해 보이기 쉽다. 이때는 캡이 있는 브래지어나 와이어가 들어있는 원더 브라로 가슴 선을 살려주는 게 좋다.

코끼리 같은 알통 다리

종아리가 굵은 경우 구두 선택을 잘해야 하는데, 발등이 많이 파인 심플한 스타일의 펌프스가 제격이다. 또 구두와 스타킹, 스커트의 색상을 같은 계열로 하면 다리가 가늘고 길어 보여 결점을 보완할 수 있다. 종아리가 굵은 사람이 앵클 부츠를 신을 경우는 알통 다리를 더욱 부각시키므로 피한다.

다리가 짧고 휘었다

다리에 자신이 없다면 부츠컷 팬츠에 주목한다. 바지는 트렌드를 따르기보다는 가장 클래식한 일자형 바지가 좋다. 특히 바지 통이 넓으면 더욱 키가 작아 보이고 타이트한 팬츠는 휜 다리를 강조하므로 유의할 것. 길이 또한 너무 긴 것보다 발목을 살짝 덮는 정도가 적당하다. 상의는 짧게 하의는 길게 입거나 원피스 종류를 이용하면 다리가 길고 키가 커 보이게 할 수 있다. 컬러가 강한 빗살 무늬 블라우스로 시선을 상의로 집중시키고 하이 웨이스트 카디건으로 허리 라인을 살짝 올리면 다리가 길어 보이는 효과가 있다. 스커트는 무릎 위 길이나 7부, 9부의 롱 스커트가 좋다. 허리 부분에서부터 잔주름을 잡아 밑으로 퍼지는 디자인이 베스트.

3050 스타들의
아름답게 나이 드는 비밀

잡지나 방송에서 그녀들의 아름다운 피부와

빛나는 아우라는 늘 이슈가 된다. 국내외 스타들과 유명 인사들은

어떤 비법을 사용하길래 50대가 되어도 아름다운 걸까?

50명의 셀레브리티들이 인터뷰를 통해 밝힌 뷰티 공식 중

가장 많은 이들이 선택한 방법 순으로 나열해보았다.

아름다운 그녀들의 비밀을 통해 '동안 스타일링'에

한발짝 더 다가가 보자.

01
바르고 마시고 뿌리고…
물 마를 사이가
없게 하라

심한 건성 피부인 그녀는 보습을 위해 하루 1.5ℓ 이상 생수를 마시고, 건성 피부에 좋지 않다는 카페인, 술, 담배, 초콜릿은 피한다. 이영애 피부의 노하우는 밤보다는 아침에 있다. 아침 세안 시 비누 대신 차가운 물로만 패팅하듯 세안하고, 아침에도 영양크림, 아이크림 등 유·수분을 공급하는 리치한 제품을 선택해 사용한다.

-이영애(배우), 팟찌-

+

하루 8잔 이상의 물을 반드시 마신다. 충분한 수분 공급이 매끄러운 피부를 위한 필수 조건이라는 이미연은 "포만감 때문에 과식도 피하게 되니, 다이어트까지 일석이조의 효과를 거둘 수 있다."라고 설명했다.

-이미연(배우), 팟찌-

자신의 피부 타입을 꼼꼼하게 체크하는 것이 중요한 것 같아요. 자외선에 많이 노출이 되거나 피부가 푸석푸석하다고 느껴지면 마스크팩 같은 걸로 수분 공급에 중점을 두고요.

−김태희(배우), 온스타일−

+

수분 팩과 에센스, 워터 스프레이로 언제나 촉촉한 피부로 관리한다. 피부가 건조한 편인 임수정은 일주일에 한 번씩 주말을 이용해 수분 마스크를 해주는 것은 물론 기초 제품을 바른 다음엔 수분이 충분히 흡수될 수 있도록 따뜻한 손바닥으로 두드려주는 마사지를 꾸준히 한다.

−임수정(배우), SK-Ⅱ 매거진−

+

기능성 제품인 수분 강화 에센스를 선호한다. 잠자기 전에도 피부에 수분을 듬뿍 공급할 수 있는 워터 슬리핑 팩으로 피부를 보호해주는 이나영은 피부의 수분 공급을 위해 평소 물도 많이 섭취하는 편.

−이나영(배우), 뷰티패션웹진−

+

평소에 의식적으로 물과 야채를 많이 먹는 것은 기본이고, 이동 중에 수시로 스킨 워터 스프레이를 뿌려 얼굴에 수분을 보충해준다.

−김희선(배우), 팟찌−

건조하고 예민한 피부를 위해 가장 중요한 보습제품을 매일 신경써서 바르고 천연 화장품과 알코올 프리의 무자극 스킨케어를 사용한다.

−김민선(배우), 피현정의 스타일 톡톡−

+

촬영하면서 오렌지 주스 한 병을 비워버린 남상미. 다이어트와 피부를 위해 탄수화물은 가급적 피하고 우유와 오렌지 주스를 수시로 마신다. 충분한 수분 공급을 위해 물 대신 하루 1.5ℓ의 오렌지 주스를 마실 정도.

−남상미(배우), 피현정의 스타일 톡톡−

+

불혹의 나이에도 매끈한 목 라인을 자랑하는 그녀의 비밀 아이템은 비타민 워터 스프레이. 자기 전, 산소와 우유 성분이 함유된 마스크 팩을 얼굴과 목 전체에 바른 다음 비타민 워터 스프레이를 목까지 분사해 마무리한다.

−르네 젤위거(배우), SURE −

02
뭐니뭐니해도
디톡스

충분한 수면을 취하고, 아침에 일어나면 세수를 한 뒤 주방에 들러서
따뜻한 물 한 잔을 꼭 마신다. 인스턴트는 삼가고 천연식품을 애용하려
노력한다. 면이 먹고 싶으면 국수를 직접 삶아 화학조미료 대신 멸치
우려낸 국물을 이용한다. 성인병을 유발하기 쉬운 음식은 아예 멀리한다.
요구르트와 우유, 치즈 등을 즐겨 먹고 채식 위주로 먹다가 기력을 보충할
필요가 있을 때는 어머니가 만들어주신 두툼한 만두나 얇은 스테이크를
구워먹기도 한다. 운동은 신라호텔 피트니스 센터에서 전문 트레이너와
함께 하는데 스케줄이 많을 땐 집에서 간단한 도구를 이용해 가벼운
운동을 한다. 틈틈이 명상과 요가를 즐기기도 하지만 가급적 '걷기'로
건강관리를 한다.

－장미희(배우), 우먼센스－

가급적이면 얼굴을 손으로 만지지 않는다. 얼굴 피부는 우리가 만지지 않아도 하루 종일 노출이 되어있어 먼지, 자외선 등 모든 요인이 자극이 되는 법. 우리가 얼굴에 손을 대는 순간 자극은 두 배가 되고 얼굴 피부는 자극을 받으면 받을수록 스트레스가 그대로 표출된다. 사람이 스트레스를 받으면 화를 내듯 피부도 스트레스를 받으면 트러블로 표출되기 때문에 될 수 있는 한 만지지 않도록 한다. 방송에서 밝힌 것처럼 추운 겨울에도 차에서 히터를 틀지 않는다고.

—고현정(배우), MBC 〈황금어장〉—

+

생활 패턴이나 필요에 따라 다양한 차를 마시는데, 식전에는 허브차를 마셔 물배를 채우고, 식후에는 지방을 분해하는 녹차를 마신다. 저녁에는 식욕을 떨어뜨리는 산딸기차나 레몬차를 마셔 과식을 사전에 예방하는 것이 그녀의 노하우.

—고소영(배우), 팟찌—

+

그녀가 밝히는 탱탱한 피부 만들기 노하우는 녹차 많이 마시기인데 녹차는 질리지 않기 때문에 꾸준히 마실 수 있고 피부와 몸에도 좋아서 일석이조라고.

—최강희(배우), 엘르—

몇 년째 꾸준히 반신욕을 하고 있다고. 솔트, 아로마 오일, 녹차 등 다양한 입욕제를 사용한다. 힘들게 촬영을 한 뒤나 해외에 다녀온 다음 날에는 꼭 정종으로 반신욕을 한다. 미지근한 물에 정종 두 스푼을 넣고 20분쯤 누워있으면 피로가 싹 풀리고 피부가 한결 맑아진다고. 일본에 갈 때마다 정종을 사올 정도다.

−최지우(배우), 팟찌−

+

좋아하는 것들을 가장 오랜 시간을 보내는 공간에 두루 배치하고 오감을 일깨우며 스트레스에 대항한다. 그림책을 보고, 음악을 듣고, 향기를 맡고, 색연필로 그림도 그린다. 상황별로 처방된 에센조이의 아로마 오일도 빼놓을 수 없다. 손목에 마사지를 하거나 침실에 아로마 버너를 피워놓거나 목욕할 때 한두 방울 떨어뜨리기도 한다. 향기로운 허브차도 즐긴다. 밝고 긍정적인 삶의 자세는 모두 내면에서 나오는 것이기에. 또한 나태해지려는 순간마다 스스로를 다잡는 노력이 자신을 더 젊게 한다고 믿는다.

−정샘물(메이크업 아티스트), 조선일보−

일부러 어려 보이려고 하기보다 자연스러운 내 모습이 좋다.
피부를 위해 커피나 탄산 음료를 피하는데, 스트레스 안 받을 정도로
살짝 먹는다. 모든 음식을 100% 가린다고 좋은 게 아니다.

–황보(가수), 피현정의 스타일 톡톡–

+

가장 중요한 건 마음가짐. 스스로 마음을 다스릴 줄 아는 사람은 젊게 산다. 마음을 다스린다는 게 말처럼 쉽지 않은 일이지만 되도록 무심해지려고, 복잡하게 생각하지 않으려고 노력한다. 그러다 보니 성격까지 단순하게 변했다. 처녀 때는 차곡차곡 쌓아두는 성격이었는데, 힘든 시집살이를 하면서 생존 방편으로 성격이 바뀌었다. 웬만한 건 털어버리니 생각도 낙천적, 긍정적으로 바뀌고, 한 번 더 웃게 되었다. 명랑 쾌활하게 생활하니 더 씩씩해졌다. 이런 나를 사람들은 젊어 보인다고 말한다.

–박정수(배우), 조선일보–

+

양자를 들인 것이 젊음의 비결. "아이를 돌보고 함께 지내는 것은 젊음을 유지하는 데 최고의 비결이죠. 아이들과 지내는 시간은 마음을 평온하게 해주거든요." 42세 때 당시의 남편이던 필 브론스타인과 함께 론을 양자로 들인 샤론 스톤은 그로 인해 삶에 활력이 넘친다고 이야기한다.

–샤론 스톤(배우), 엘르–

아름다움의 비결은 건강, 그리고 외모보다는 내면에서 나오는 빛을 가져야 한다는 것. 변해가는 트렌드를 따르고 인위적인 방법으로 얼굴과 몸을 가꾸는 것은 일시적인 아름다움에 그친다. 그래서 그녀는 옷도, 스킨케어도 심플하다. 평소 물을 많이 마시고 운동으로 건강을 유지하며 스킨케어는 피부의 유수분 균형을 맞춰주는 화장품 한두 가지만 바른다.

–손미나(전 KBS 아나운서), 피현정의 스타일 톡톡–

건강한 아름다움의
비결은 운동

우유를 들고 레이저 창살 사이를 미끄러지듯 빠져 나오는 그녀의 모습은 30대가 아니라 20대라고 해도 믿을 정도다. 이소라가 열광하고 있는 것은 요가. 마인드 컨트롤과 정신 수양까지 가능하니 스트레스가 사라지고 자연히 피부까지 고와지는 일석이조의 효과가 있다.

―이소라(배우), 팟찌―

+

데뷔 초기 뷰티 모델로 활동할 정도로 피부가 고운 그녀의 안티에이징 비법은 바로 운동. 주변에서 '운동 중독증'이라는 진단까지 내린 그녀의 하루 운동시간은 최소 2시간에서 3시간. 운동을 열심히 해서 땀을 빼고 나면 피부도 한결 매끈해진다는 것이 그녀의 지론이다.

―전도연(배우), 팟찌―

아무리 피곤하더라도 매일 운동을 한다. 특히 골프를 좋아하는데 일주일에 한 번은 나가고 싶지만 아이들 때문에 쉬운 일이 아니다. 브로콜리, 녹차, 토마토 등 항산화 효과가 있는 음식들로 식단을 짜고 소식을 한다. 외국에 나갔을 때나 피곤한 일이 있을 땐 즉시 피로를 풀어주고 평소 숙면을 취하려고 노력한다.

–김희애(배우), 피현정의 스타일 톡톡–

+

바늘 끝 하나 들어갈 것 같지 않은 탄탄한 근육질 몸매는 20년에 걸친 운동과 식이요법의 결과다. 불혹을 훌쩍 넘긴 나이임에도 보디 수트를 입고 'Hung up'을 열창하는 그녀의 카리스마와 섹시함은 '역시 마돈나!'라는 찬사를 듣기에 충분했다. 요가와 필라테스, 자이트로닉 트레이닝 등 운동 중독에 가까운 그녀는 음식도 일본인 전속 셰프가 만드는 매크로 바이오틱식(유기농 음식을 자연 친화적인 조리법을 통해 섭취하는 식이요법)을 고집한다.

–마돈나(가수), 엘르–

+

주 5~6회, 2시간 정도 운동한다. 무술을 접목한 체조 '보디컴뱃'을 비롯, 공원에서 자전거를 즐기는 것이 멋진 각선미를 유지하는 비결.

–공현주(배우), 피현정의 스타일 톡톡–

'미우미우' 광고에서 젊음을 어필한 킴의 안티에이징 비결은 만족스러운 섹스와 인생을 즐기는 낙천적인 사고방식. 그녀는 헬스클럽에서도 러닝과 요가, 파워 볼 등 좋아하는 운동만 한다.

"억지로 하는 운동은 스트레스만 줄 뿐이에요. 운동은 즐기면서 해야 효과적이거든요." 또 평소 자외선 차단제를 휴대하고 수시로 바른다고.

—킴 베신저(배우), 엘르—

+

하루에 커피는 두 잔 이상 마시지 않고, 일주일에 두 번씩 한 시간 정도 스트레칭과 러닝 머신을 거르지 않는다고 한다. 운동으로 스트레스 해소도 되고 피부도 더욱 탄력 있어지기 때문. 그래서인지 지난 몇 달간 거의 하루도 거르지 않고 스케줄과 밤샘 촬영으로 강행군을 했음에도 절대 지치지 않는 슈퍼우먼이 되었다.

—김성령(배우), 피현정의 스타일 톡톡—

+

매일 아침, 삼겹살을 먹는다. 아침을 든든히 챙겨 먹는 게 다이어트의 비결. 밤이 되면 바닥에 엎드려 '제비동작'을 해서 단단한 복부와 힙 라인을 만든다. 무엇보다 늘 긴장감 있는 자세를 갖는 것이 중요.

—채연(가수), 피현정의 스타일 톡톡—

일주일에 2~3회 수영을 하고 집에서는 훌라후프와 스트레칭을 한다.

20년 전과 다름없이 활기찬 이유.

−이영희(디자이너), 피현정의 스타일 톡톡−

+

승마를 통해 건강과 탄력있는 몸매를 유지하려고 노력한다. 엄마(디자이너

이영희)와 함께 피부 관리도 하고 옷에 대한 쇼핑 정보도 공유한다.

−이정우(디자이너), 피현정의 스타일 톡톡−

04
다이어트&
식습관

패스트푸드를 먹지 않는다. 마당이 있는 집으로 이사를 간 후부터는
집에 있는 작은 텃밭에서 키운 유기농 채소를 먹는다. 과일과 채소에는
피부 미백과 잡티 제거에 도움을 주는 비타민군이 다량 함유되어 있어서
무엇보다 피부에는 필수다.

─유호정(배우), 아베다 인터뷰─

+

그녀가 공개한 식단은 아침은 시리얼, 점심은 치킨 샐러드, 저녁은 채소와
생선. 절대 끼니를 거르지 않는 것이 포인트. "극도의 배고픔은 음식을
조절할 능력을 잃게 만들어요. 조금씩이라도 먹어두어야 과식의 유혹에서
벗어날 수 있어요."

─드류 배리모어(배우), 엘르─

40대 후반이 지나면서 좋은 화장품을 쓰는 것이 피부 관리의 전부가 아니라는 것을 알게 되었다. 건강한 몸이 좋은 피부의 기본이 된다. 비타민이나 과일은 기본. 밥은 거의 먹지 않으며 채소와 육류, 생선을 고루 먹는다. 적당한 음식과 운동이 좋은 피부의 기본이라고 믿는다.

–김보연(배우), 여성조선–

+

휴식 기간 동안 충분한 수면을 취하고 볼살이 빠지지 않도록 영양 섭취에 신경을 쓴다. 탄력 있는 피부 관리를 위한 평소 생활 습관으로 탄산음료는 피하고 1주일에 2번 정도 리프팅 마스크 팩을 한다.

–김남주(배우), 인스타일–

+

식사는 하루에 4~6번 나누어 자주, 소량으로 한다. 무조건 다이어트를 하기보다는 제철 과일과 야채, 콩, 곡류와 저지방 단백질 위주의 '특별 배달식'으로 몸매를 관리한다.

–제니퍼 로페즈(가수), 싱글즈–

+

"고구마와 닭가슴살 먹으면서 열심히 근력 운동을 해보세요! 그러면 기초대사량이 늘어나서 날씬한 몸매를 가질 수 있죠."

–박둘선(모델), 한국경제 스타일 톡톡–

05
주름, 기미
생기기 전에 막는다,
365일 자외선 차단

일년 내내 자외선 차단, 촬영 없는 날은 무조건 메이크업을 안 한다.

−김지호(배우), 팟찌−

+

가장 신경 쓰는 건 자외선 차단과 보습. 야외 촬영 한두 시간만 해도 눈에

띄게 푸석해지는 피부와 머릿결을 보면서 자외선으로 인한 피부 손상의

심각성을 느꼈다.

−박시연(배우), 팟찌−

+

화장을 하지 않는 날에도, 비 오는 날에도 자외선 차단제는 꼭 바른다.

−한혜진(배우), 팟찌−

앳된 얼굴을 유지하고 싶다면 수분 공급과 동안 메이크업을 활용하라
고 조언한다. "바르고, 마시고, 뿌리고… 물이 우리 몸에 필수 조건이
라는 건 다들 알고 있죠? 그래서 저는 라벤더 오일과 증류수를 믹스한
미스트를 항상 들고 다녀요. 밤에는 꼭 가습기를 틀고 자고요. 메이크
업을 할 때는 피부 탄력과 피부결을 강조해 건강하고 고와 보이게 하
는 데 주력하는데, 20대 여성들에게는 특별히 촉촉한 물빛 피부 톤과
또렷한 눈매 연출을 위한 마스카라를 권하고 싶어요."

–조성아(메이크업 아티스트), 엘르걸–

+

"메이크업을 바꾸고 나서 정말 어려 보이고 예뻐졌다는 얘기 많이
들어요. 나한테 어울리지 않을 것 같은 스모키나 누드 립 메이크업도
자꾸 시도하고 나에게 맞추면 최고의 결과를 얻게 되더라고요." 시간이
지날수록 패션 모델들이 갖게 되는 '옷발'처럼 낯선 옷도 자꾸 입어봐야

본인의 것이 될 수 있다.

+

중년의 메이크업은 젊은 시절과 달라야 한다. 어린 시절에는 마음에 안
드는 부위는 가리거나, 개선하는 메이크업을 즐겼다. 하지만 나이가
들면서 마음에 드는 부분을 고마운 마음으로 바라보고, 마음에 들지
않는 부위를 찬찬히 살피면서 사람들의 시선을 다른 곳으로 돌릴 수 있는
방법을 찾는다. 그래야 화장이 진해져서 나이가 들어 보이는 오류를
범하지 않는다.

+

얼굴형을 완전히 드러내는 업 헤어 스타일과 한쪽 이마를 따라
자연스럽게 흘러내리도록 웨이브를 주어 느슨하게 묶는 포니테일 스타일.
화려함을 주고 싶을 땐 웨이브를 강하게 연출하고 볼드한 빅 귀고리를
해서 얼굴이 더 작고 갸름해 보이도록 한다. 단아하게 빗어 넘긴 업 헤어나
자연스럽게 내려뜨린 헤어는 우아한 의상을 입을 때 연출하는 스타일.
액세서리를 자제해서 심플함을 강조하는 대신 피부와 목선,쇄골 라인을
촉촉하고 윤기 있게 메이크업한다.

"화장할 땐 딱 두 가지 아이라인과 블러셔가 비밀병기죠. 눈썹은 거의 안 그리고 아이라이너로 눈매를 강조해요. 자연스러우면서 또렷한 메이크업은 여자를 가장 아릅답게 하죠. 자신의 장단점을 파악해 가장 자연스럽게 강조한다는 것. 심플함이 최고의 스타일(Simplicity is the best!)이다.

−이꽃님(메이크업 아티스트)−

+

여자의 가장 중요한 액세서리는 애티튜드다. 아무리 명품으로 빼입어도 애티튜드가 엉망이면 전혀 매력적이지 않다. 애티튜드는 키나 외모와 상관없이 그 사람에게서 묻어나는 태도, 이미지, 곧 스타일을 말한다.

− 김정주(뮈샤 주얼리 대표), 피현정의 스타일 톡톡−

+

무개성한 아름다움을 조장하는 것 같아 '스타일리시하다' '럭셔리하다'는 단어를 싫어한다. 모든 사람들에게 어떤 공식화된 스타일에 맞춰야한다는 것을 강요하기 때문이다. 그보다는 '남다르다' '느낌이 좋다'는 말이 훨씬 좋다.

− 지춘희(디자이너), 피현정의 스타일 톡톡−

07
여자의 자신감

눈이나 입술 한 곳에 포인트를 주는 메이크업을 한다. 시행착오를 두려워하지 말고 내게 맞는 헤어, 메이크업 스타일을 찾아내는 게 중요하다.

– 손태영(배우), 피현정의 스타일 톡톡–

+

전 17년째 같은 스타일을 유지해요. 어렸을 때 어머니가 즐겨 보았던 올드 할리우드 무비를 보고 빨리 어른이 되어 영화배우처럼 립스틱도 바르고 파마도 하고 싶었어요. 스무 살이 되자 금발머리를 검게 염색하고 빨간 립스틱을 바르기 시작했죠. 저는 제 일과 저만의 스타일을 사랑해요.

–디타 본티즈(C컵의 가슴과 17인치의 허리, 풍만한 힙 라인을 가진 누드 행위 예술가).

한국경제 스타일 톡톡–

"저는 몸매가 좋은 편이 아니에요. 다리도 못생겼고요. 하지만 저한테 잘 어울리고 제가 입고 싶은 옷을 입죠. 이런 체형은 이렇게, 이런 상의엔 하의를 이렇게 매치해야 한다는 식의 절대적인 코디 원칙은 없어요." 무엇보다 자신의 스타일을 찾고자 하는 열정, 시간, 노력이 가장 중요한 것. 참조는 하되 나 자신의 체형, 다리 모양, 취향을 고려해 다양한 시도를 해보고 거기서 나만의 스타일을 찾는 것이 중요하다.

–최정인(슈즈 디자이너), 한국경제 스타일 톡톡–

+

"자신감을 늘 잃지 않기 위해 누드 촬영으로 힘을 얻고 싶다. 사진을 보면서 지난 날을 회상하고 나 자신을 사랑하고 싶다." "패션은 자기 자신을 재탄생시켜주는 것이라 생각한다. 공인으로서 연예인은 대중 앞에서 패션 리더가 되어야 하며 대중이 대리 만족을 느낄 수 있게 해줘야 한다."며 남다른 정의를 내렸다. 또 "나는 여자로 늙고 싶다"라며 외모 관리에도 철저한 모습을 내비쳤다. "노래에 몰입하다 보면 자주 얼굴을 찌푸려 미간 사이에 주름이 꽤 생겨, 몇 개월 전에 보톡스 주사를 한번 맞아봤다."고 솔직한 얘기를 털어놔 눈길을 끌었다.

–인순이(가수), 온스타일–

에필로그

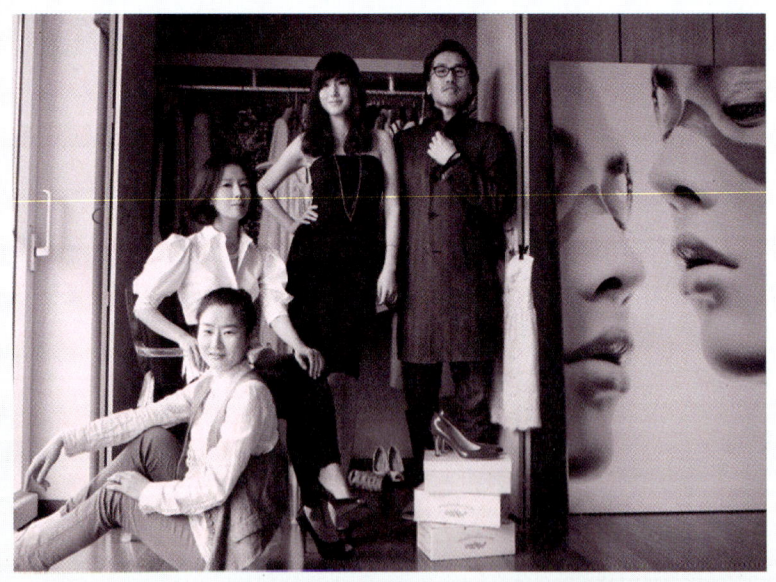

나는 오늘 수많은 책들 중에 또 하나의 책을 더한다. 정말 꼭 10개월 간의 산고를 거쳐 두번 째 책을 내면서 나는 둘째 아이를 출산한 기분이었다. 살과 피와 온 정성을 다한 후에야 아이가 세상에 나오듯, 그 간의 경험과 노력과 나름대로 정리된 생각들을 이 책에 담았다. 30대를 지나 자신만의 아름다움을 만들어가는 여배우들을 보면서 그리고 일과 가정에서 멋지게 살아가는 슈퍼 울트라급 맘들을 보면서 드는 생각은 '참 여자들은 아름답다' 라는 것이었다.

'신은 여자에게 더 친절하다' 고 말한 세라 벡 저자의 말에 고개가 끄덕여지는 지금 내 나이는 40세. 가장 섹시하고 예쁘고 우아하다. 부드러운 애티튜드와 멀티 플레이적인 감수성, 타고난 화술, 플랫에서 킬힐, 미니스커트에서 청바지까지 섭렵할 수 있는 자유, 그리고 아이가 있어 더 섹시하게 느껴지는 여자들은 충분히 아름다울 수 있다.

어디서 나온 자신감이야? 라고 묻는다면 나는 내면의 자유로움에서 나온다고 답하겠다. 주름 때문에 위축되는 여자가 아닌 주름으로 더 아름다워 보이는 여자가 되는 것. 이것이 이 책을 쓴 목적이다. 단순히 동안을 만들기보다는 동안을 다스리는 여자가 되어 보자. 그렇다면 50, 60이 되어도 우리는 충분히 우아하고 멋지고 섹시하지 않을까.

40이 되어도 자신감 충만한 여자로 살 수 있도록 만들어준 딸 태린이와 꼬마 신랑에게 먼저 고마움을 전한다. 단 1초 만에 '언니, 당연하지!' 라며 얼굴 기부를 승낙해준 배우 공현주는 타고난 미모처럼 마음도 재능도 예쁜 친구. 스타 메이커이자 내게 메이크업의 노하우를 전수해준 메이크업 아티스트 이꽃님 원장, 엘르 에디터 시절부터 찰떡궁합을 자랑했으며 럭셔리 포토 하우스의 주인장 이진수 포토그래퍼, 부르면 언제나 반갑게 달려와 주는 스타일리스트 송아영, 그리고 원고작업 외에도 수만 가지 잡무에서 해방되도록 나를 도와준 우리 브레인파이 친구들까지. 출판기념 파티의 사회를 늘 자청해 주는 아나운서 윤영미 언니, 멋진 추천사를 보내준 조성아 원장님, 배우 박시연씨, 그동안 내 컬럼 기사의 주인공이었던 아름다운 여배우들, 친절한 비주컴의 설수영씨, 그리고 무엇보다 평소 내 피부 관리사인 크리니크의 홍보 부장이자 오랜 친구 이성주 부장의 호탕한 선물에 진심으로 감사함을 전합니다.

피현정

이미지 협찬 브랜드

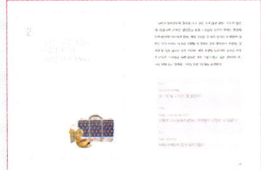

136p
가방 루이까또즈 힐 마나스

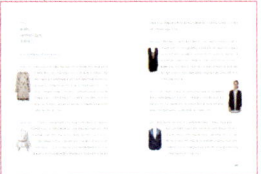

146-147p
트렌치 시스템 화이트셔츠 모그
블랙원피스 나인식스뉴욕 재킷
나인식스뉴욕

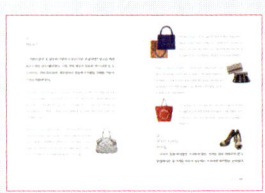

150-151p
숄더백 시스템 컬러가죽백(두가지 모두)
루이까또즈 클러치(두가지 모두)
클럽모나코 캔버스백 REPLAY 하이힐
도니체티

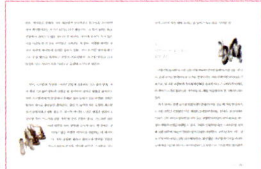

152-153p
베이지 힐 오즈세컨 브라운 힐 마나스
플랫슈즈 클럽모나코

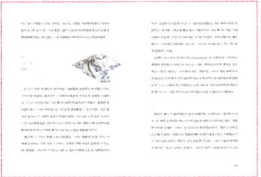

154p
스카프 시스템

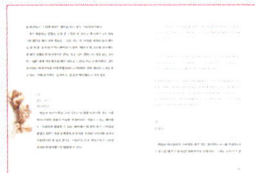

156p
헤어밴드 오즈세컨

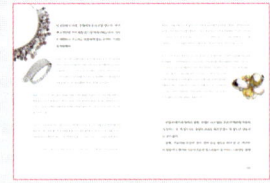

158-159p
목걸이 뱅글 반지 뮈샤

KI신서 2683

예쁜 서른, 섹시한 마흔

1판 1쇄 발행 2010년 11월 15일
1판 3쇄 발행 2011년 8월 5일

지은이 피현정
펴낸이 김영곤 **펴낸곳** (주)북이십일 21세기북스
출판콘텐츠사업부문장 정성진 **출판개발본부장** 김성수 **프로젝트팀장** 정지은
기획·편집 김정규 **디자인** 디자인신지
마케팅영업본부장 최창규 **마케팅** 김보미 김현유 강서영 **영업** 이경희 박민형
출판등록 2000년 5월 6일 제10-1965호
주소 (우413-756) 경기도 파주시 교하읍 문발리 파주출판단지 518-3
대표전화 031-955-2100 **팩스** 031-955-2122
이메일 book21@book21.co.kr **홈페이지** www.book21.com
21세기북스 트위터 @21cbook **블로그** b.book21.com

ISBN 978-89-509-2636-6 13830
책값은 뒤표지에 있습니다.

표지 이미지 여성중앙 제공